椰油可能缓解痴呆

可以一试

美国最新资讯

(2014)

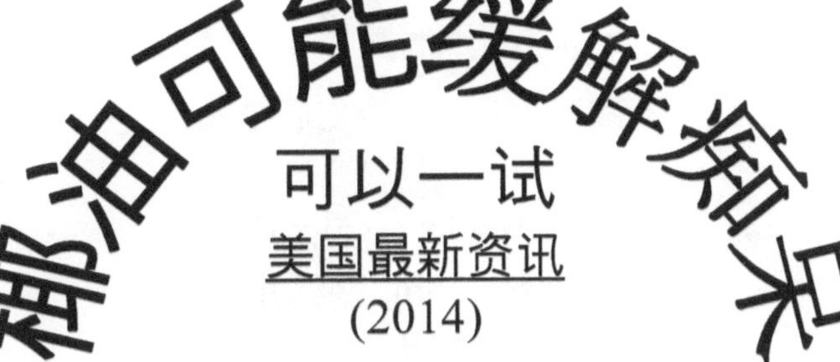

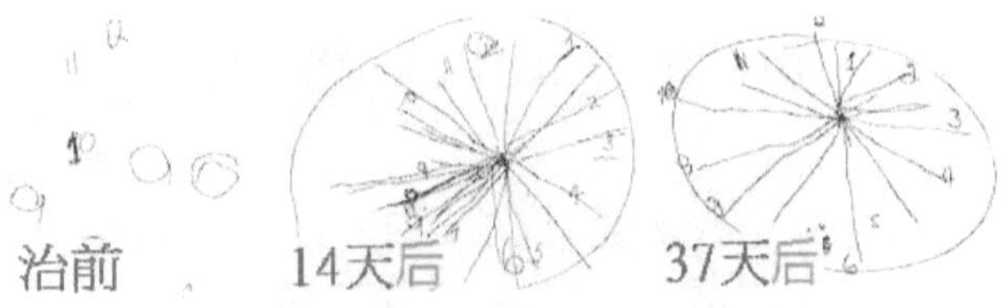

老年性痴呆患者在服用椰油
之前及之后 14 天和 37 天
所作画钟显示痴呆缓解

编著：(美)刘钟毅医学博士
Zhong-Yi Liu M.D.
美国精神-神经病学有证专家
Diplomate, American Board of Psychiatry & Neurology

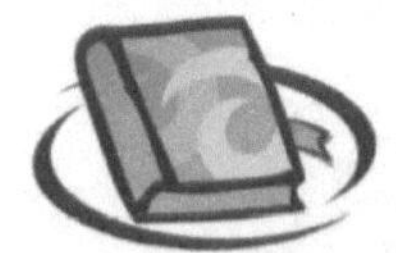

美商EHGBooks微出版公司
www.EHGBooks.com

EHG Books 公司出版
Amazon.com 總經銷
2014 年版權美國登記
未經授權不許翻印全文或部分
及翻譯為其他語言或文字
2014 年 EHGBooks 第一版

ISBN-13：978-1-62503-179-2

Coconut Oil May Ameliorate Dementia

To give it a trial,
The author of this book suggesting.

<u>Core Information</u>

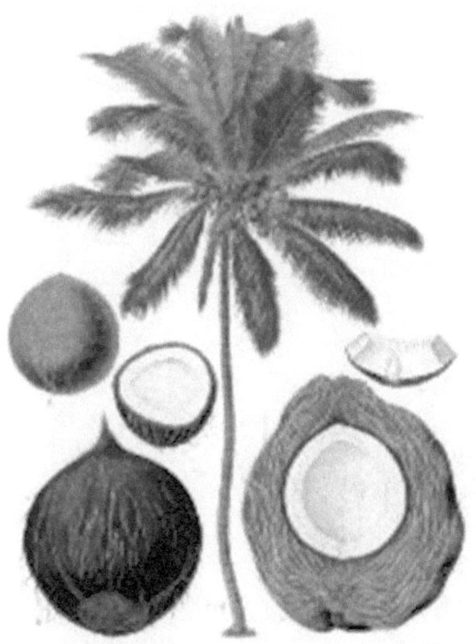

Zhong-Yi Liu, M.D.

Diplomate, American Board of Psychiatry & Neurology

目錄

《備註》封面画钟试验的图解见 4 页

Ⅰ 椰油口服缓解痴呆之迹象

画钟试验

　　椰油对老年性痴呆的效果，体现在下图患者画钟试验的改善，使人震撼。左为妻子，Mary Newport 医师（观察和照顾者）。右为丈夫、58 岁的痴呆患者。50 岁(2005 年) 后缓渐起病，失去生活自理能力。53 岁(2008 年)开始服椰油。患者所作的画钟试验前后對比。图左為服椰油前所画钟形。图中及图右為 14 及 37 天后所画。（详見本书说明 P.9）。

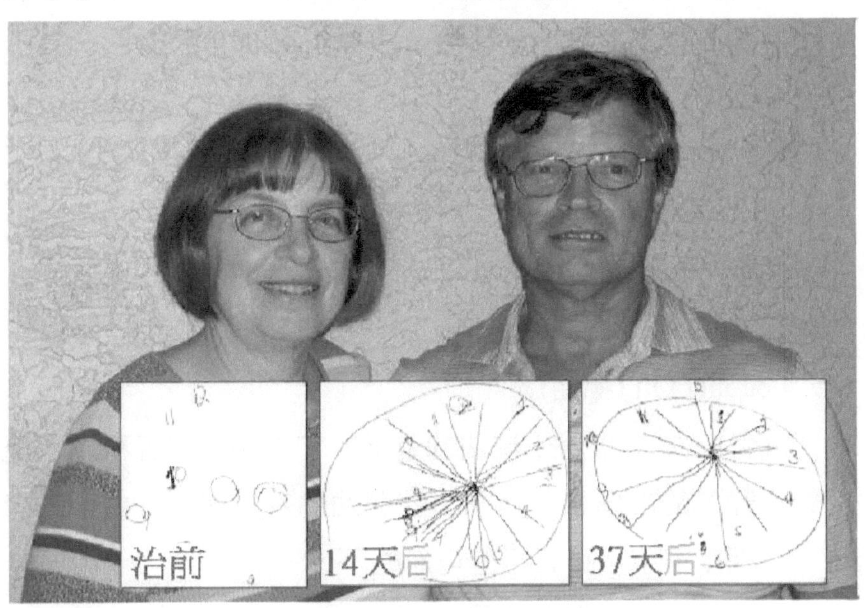

(图片引自 Mary Newport, M.D.: Alzheimer's Disease—
What If There Was a Cure? Basic Health, 2011)

II 中、英文名词、代号、简写和同义词

1、中文的名词：

痴呆：Dementia 的意思。因为本书在世界流通，而各地中文对它的称法不同，例如中国大陆和香港称为失智、脑退化，或脑衰退；台湾和海外称为失智，并不统一。因而本书回到最传统的中文称法痴呆。指的是老年性痴呆。

椰油：也称椰子油。其实，所有的食用植物油都是它的种子所产生的，为了简便的理由，习惯上「子」字都被省却。在本书中，从习惯，一律用椰油的称呼。

2、英文的缩写符号按字母次序排列如下：

AD: Alzheimer's disease (老年性痴呆症)。

ALS: Amyotrophic Lateral Sclerosis (肌萎缩性侧索硬化症)

CHOL: Cholesterol (胆固醇)。

CO: Coconut Oil (椰油)。

G: G (克)。本书仅用于椰油的重量。它与椰油的容积 cc（毫升）的市场意义相同。就椰油的剂量而眼，由于二者相差很小，故其相差可忽略不计。

TG：Triglycerides (甘油三脂)。

美国市场所见各种椰油产品一览

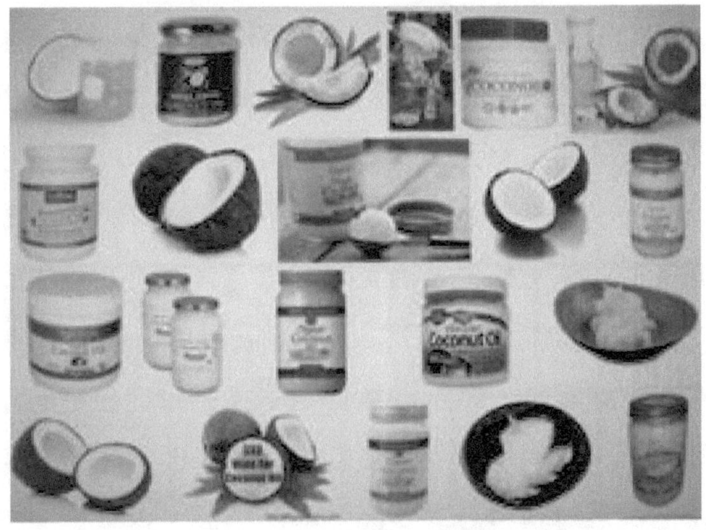

(引自世界周刊 2013 年 4 月 4 日刘钟毅：椰油治疗老年失智有奇效。)

III 作者自序

本人自 1953 年以来，迄今在中、美两国长达 60 年的神经-精神病学的执业和著述中，深感老年性痴呆对人生末尾一段健康和福利的威胁，日益严峻。目前已成为多数人进入老年后最主要的心头愁云。近年来发现椰油口服，对一些老人的痴呆，的确有一些效果。本人因而为家属的试治，编辑-提供了必备的知识。如果试治可安全进行，在没有治本的疗法可用时，用椰油作治标的疗法，至少看看，有何不可？

本书在编写时，特别注意针对华人痴呆症患者的家属。他们来买书，或偶尔看到，要能被这个小册子吸引而买它，就要让他们及时获得最重要而关键的信息。这就是本书的封面所提示的，"椰油可能缓解痴呆。可以一试。美国最新资讯（2014）"

在拿起这个小册子后，开门见山，马上看到一个痴呆患者口服椰油之前和之后 14 天和 37 天作画钟试验时显著好转的情况。令人震撼。读者揭过第二页，在第三和第四页，只花几分钟阅读，即可掌握本书的核心信息，知道在痴呆的情况下，如何试用椰油。做到急用先学，立竿见影，再看本书其余的部分。全书四万字，不难反复阅读联系，融会贯通。

全书以罗马数字 I—X 统辖十个项目和相互平行的章节。其中 VIII 和 IX 两章与所有其他章不同。它们不是医学资讯，而是痴呆症患者的家人和经手医生对于患者的回忆。本人在推荐读者读本书有关痴呆的很多医学资讯时，也读这两篇痴呆的人文资料，就使本书所呈现的纯医学普及小册子，升华为人文医学读物。这是本人编纂和传达这个「美国最新资讯」时，意图使全书的面貌多一点情感的色彩，少一点枯燥的说教。

作者电邮的写法 MrYe5156@gmail.com 中，"MrYe5156" 意爲「椰先生，吾要問你」的諧音。欢迎读者对本书提出反馈和问题。

刘锺毅 (Zhong Y. Liu，M.D.) 谨识

UCLA/Ventura Medical Center 荣誉主治医师

美国精神-神经科专家委员会，有证专家（Board Certified）

Genetics & Epigenomics 遗传及基因表现学杂志

（ww.aspbs.com/geg），编委

北美洛杉矶华文作家协会（www.chinesewritersna.com），顾问

MrYe5156@gmail.com

2014 年十月 15 日

美国洛杉矶

IV 椰油可能使痴呆缓解

一 椰油可治痴呆传说的由来

美国 Mary Newport 医师（本文以下简称纽波医师）在 2011 年出版「Alzheimer's Disease: What If There Was a Cure？」（老年性痴呆症也许有药可治？）。副题是「酮体的故事」。其中提出了极为独特而对某些痴呆患者有奇效的治治疗。出版以后一直高居纽约时报畅销书榜首，并由美国各种平面，立体和网络媒体广为宣传。

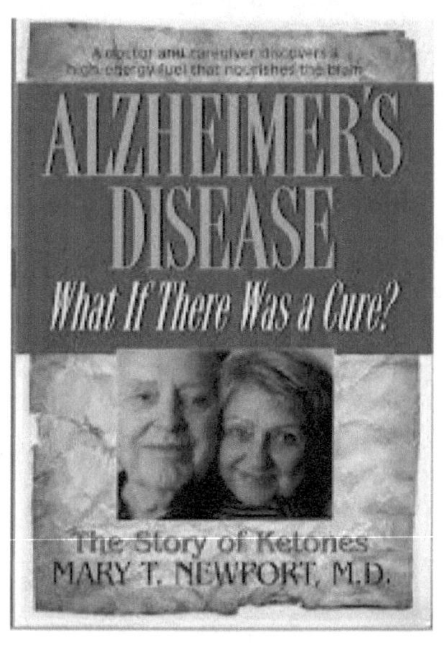

书中论述和推荐以口服市上所售食油-椰油，来治疗痴呆症。由於它是一个新发现，还没有经过美国药物管理局的核准，所以椰油目前还只是民间的秘方。由於它服用比較安全，而对某些类型的痴呆的确有奇效，因此已在民间产生了相当的影响。时不时可以读到真有奇效而非正式的医学报告。

今年初本人阅读纽波医师的这一专著后，在台湾「健康世界」月刊四月号及美国华文「世界周刊」四月 14 日分别发表文章，介绍纽波医师的发现和推荐。随后又在世界日报布

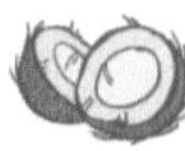

落格本人名下针对读者的反馈，连续发表八篇椰油治疗痴呆的各种问题。这些情况都可在网上传向全球华人，包括台海两岸的同胞。大概是因此之故，北美和两岸皆有一些读者听闻此说后奔走相告，有些甚至采用。

在这种情况下，有读者向一些官方或民间传威学术机构或个人询问，椰油到底能否用来治疗痴呆症。读者所获得的答覆有「没有看到正式的文献证实椰油对於痴呆症具有好的效果。」有的更对长期过量吃椰油提出要小心血脂和胆固醇的副作用增高，提出警告。

世界日报 2013 年 11 月 17 日 F9 版健康专论版右上角刊登一则短文，题为「防痴呆？椰油吃多伤心血管」。其中的警告无疑是对的。但是，如果具有适应症，并且按照我所转述的纽波医师的用法，而不是吃太多，仍然可以一试，使患者有一个机会看看能否藉由椰油的帮助，从痴呆的黑洞中有所退却。

痴呆治疗的历史值得回顾。1953 年 3 月 1 日，我在结束五年 (1948-53) 的课堂学习后，进入湘雅医院神经精神科病室做实习医生，接受分管的病人有 5 个。其中有一位理发师，患的是早老性痴呆；另外一个是位汽车司机，患的是梅毒性痴呆。一星期后，司机通过青霉素和疟疾发热治疗，症状明显好转而出院。理发师明确诊断后因缺乏有效治疗而由家属接出院。60 年后的今天，梅毒所致的痴呆因为我们对其致病因素梅毒的防治成功而早已绝迹。

1990 年代情况开始稍许有一点进步。在美国，由药物管理当局批准，市场上第一次出现了声称可以对痴呆作有效治疗的药品 Aricept，让病家和医生兴奋了一阵。通过实践和总结，这个药物的疗效十分有限，只是能使轻度和中度痴呆的病人，减慢病程的向前发展，不能使已有的症状和脑功能的损害消失。从那以后，美国市场上陆续推出了三、四种这一类的药品。在药物的副作用方面，虽有所改进。关键问题是疗效依然不能跳出老框框:只限于症状的延迟和减缓。目前，全世界，包括美国和中国，所有的对抗老年性的药物，都不外乎是延缓病程的几种。

不过，科学家对痴呆症的病因虽然了解很少，但是对于甚麽因素能够促使它的发生，却积累了大量的知识，可以指导人们在老年来到之前，采取措施，调整生活型态，减少后来痴呆出现的危险和机会。例如多运动，多用脑，饮食方面提出多食蔬果，尽量限制油脂和红肉，多吃杂食，防治肥胖和高血压，保持乐观开朗的精神状态，等等。

总而语之，现代医学对痴呆症拿不出任何真正有效的治疗方法。病人数以百万计在世界各国成为公共卫生的公害和危机。

自 2011 年以来，这种情况开始出现了转折。美国的纽波医生本来是治疗新生儿的疾病的专科医生，但是她结婚多年的丈夫大约在五十来岁的时候，(2005 年前后)出现了痴呆的症状，正式诊断为早发型的痴呆症。纽波医生深知这个病是无药可医的「绝症」。但是她不接受命运和医学成见的安排，利用她对医学的理解和医界的地位，决心要为丈夫寻求有效的治疗。在完成她作为儿科医生应尽的职责之外，她拿出了全部的时间和精力，寻求治疗的良方。主要是天上(网络)和地下(给国内外)发电邮或打电话到各种治疗和研究机构。她所得到的答案都是，目前世界任何地方都没有真正有效的药物治疗。美国药管局所批准的几种少数治疗痴呆症的药物，至多都只能延缓病程的进展，谈不上真正意义的治疗。

到了 2008 年，纽波医生终于读到美国某一治疗痴呆症的知名专家为他开发的新药品申请专利的说明书中，发现它实质的有效成份为一种中等长度的三酸甘油酯。这种油脂大量存在于与她所熟悉的椰油中。椰油在南亚，中东和西非等热带国家的民众用作食用油已经上千年；也是纽波医生给早产儿的人工奶水中所含有的成份。如果说，椰油所含的这种油脂对痴呆有效，那为甚麼不可以直接给病人服用椰油呢？通过反覆的阅读、思考和换算，纽波医生先给丈夫服用椰油。第一次用了两汤匙。四个小时后再服了一剂。想不到就在试服的第二天，病人竟然展示了奇迹似的极佳疗效。经过三年的试用和系统的观察，她看出了，适量的椰油口服对痴呆可能有效的初步结论。丈夫由痴呆的「温和重度」稳定地好转到「轻度」，生活上已可自理，从事事靠人服伺到可以在医院仓库作志工。其生活品质已完全改观。以下图片显示，纽波医师的丈夫在服用椰油前后对于请他画钟时所画出的图形逐日好转的比较(見右圖)。

为了帮助更多的病人，早日脱离痴呆黑洞的苦海，纽波医生 2011 年写了一本书，以丈夫为实例介绍用椰油治疗痴呆的经验，书名很低调，名「痴呆症也许能找到有效的治疗吧」，向公众宣布椰油对这个绝症的奇效。她认识到，椰油对丈夫有效，不一定所有的痴呆症都有效。但是椰油价廉，到处都能买到，不需处方，服用方便安全，病家为甚麼不可一试，即令疗效不著，也没有受到很大的损害。

纽波医师到处宣扬这一珍贵的信息，还架设个人网站，鼓励人们试用。很多平面和网上媒体也加以报导。很多人试用，很多人获得不同程度的疗效，但也有无效的。但很少有人反映服后有恶化或不良副作用者。

两年多以来，试用都只限于个案或非正式的传说，没有得到医学或社会部门， 更没有得到政府官方的首肯。这是因为，对一个药物效果的肯定，必需经过严格的考核和认证，既花时间，又费金钱，不是三、五年或几万块钱所能达成的。

此外，椰油是一种普通的食油和工业用油。把它开发成药，对制药公司是无利可图的，没有人愿意投资在它上面。再加上肯定它的疗效，就会让目前已上市的几种疗效有限的药品相形见绌，失去市场，让为开发它们而业已投入的上百万资金立刻泡汤。因此，椰油成为现有抗痴呆药制药集团的竞争。因此，椰油在美国一直停留在「民间单方」的卑微地位。

由于这个原因，我希望看到中国有较多的人试用，在更多的人试用有效的基础上，有人总结成文，向世界证明椰油至少可使一些痴呆患者退出黑洞，重回比较正常的生活。即令它的百分数不高，也是值得的。这是我在故乡报纸为文呐喊的动机。

针对这一 情况，现在把我在两年来所发表过的有关椰油治疗痴呆的资讯，作一集中的综述，使无所适从的读者有所遵循。

二　椰油治疗的理论基础和实践

对于没有医学背景的人解说酮体(Ketones) 是甚么，就像解说葡萄糖(Glucose) 是甚么一样，甚至答案的前一半也可以一字不改而共用。那就是：「它是身体吃进去的食物，在体内消化的过程中，为提供能量而分解的接近最终产物。身体有了能量，就像电动车，充了电就能开动。」但是，人们对葡萄糖听得比较多，也看过白色粉末状而味甜的葡萄「糖」。酮体以后多听几次也会不再陌生。不过二者的区别是：葡萄糖是食物中「碳水化合物」(如大米，面粉)这一大类在体内经过身体的消化(分解和化小)才能进入细胞中提供能量；而酮体则是食物中另一大类食物「脂肪」(即俗称的油脂)，吃进身体后，也经过身体的消化(打碎，分解，化小)才能进入细胞提供能量。在室温下成液体状态的叫做「油」，如市上买来的麻油，菜油，等等。在室温下成固体状态的叫做「脂」，如市上俗称的奶油，其实不是液体而是固体。

从分子结构的水平来看，各种动、植物油，例如猪油、奶油、花生油、菜籽油及椰油等，都是属于所谓三酸甘油酯(化学名叫做 triglyceride)。它的分子构造像中文的「山」字，下面一横来自一个甘油分子，上面三直来自三个脂肪酸分子。甘油和 3 个脂肪酸以「酯」键连接在一起。各种油和脂的不同，就在于那三个脂肪酸的不同。它们是一大类多种多样的化学物质。其中两个重要的属性是它的长度和饱和度。其长度和饱和度决定一个三酸甘油酯在室温是液体还是固体，以及它在吃进肠道后的命运，其营养价值和对身体的危害。正面的如提供能量和建材，反面的如引起腹泻和导致胆固醇的增高。这方面的知识过于专业，我们不再深入。但是我们必需理解，椰油在肝脏经代谢分解，产生酮体。这也是椰油极为重要而独特的特点。

医学最初以为，人的神经细胞只能利用体内消化过程中得到的，或由体外供应的葡萄糖来得到能量。如果由于任何原因，例如缺乏胰岛素的帮助，葡萄糖不能进入细胞以致无法利用血液送来的葡萄糖，神经细胞就会饥饿，不能执行它固有的功能而生病，甚至导致死亡。科学家发现，这时的大脑所生的疾病之一，就是痴呆症等等神经退化的一大类病。例如我们听得比较多的帕金森氏病和英国有现代爱因斯坦雅誉的霍金所患的 ALS 病。所以在 1970 年代把痴呆症又叫作限于脑的「第三型糖尿病」，以突出其神经细胞不能利用葡萄糖的病理缺陷。在大脑某一特殊部位的细胞在痴呆症的情况下，最先出现这种不能利用葡萄糖的毛病。那一部份正是司掌记忆功能的部位，也靠近司掌嗅觉的部位，所以很多痴呆症的病人最早的症状就是记忆障碍和嗅觉失灵。

哪些痴呆患者可以试服？

首先，家人对痴呆的老人要作一个粗简的健康评估。一般来说，患者除痴呆外，没有可知的其他以下明显的几个病。

首先是肝脏不能有大的毛病。椰油进入身体后，其中的脂肪酸经口和消化道时，对身体几乎不造成任何负担或消耗。但是下一步进入肝脏，情况就改观。在那里，肝脏对来到的中链脂肪酸立即展开繁忙的作业，把它分解和代谢，转化为酮体，运出肝脏供应身体的需要。对于健康无病的肝脏而言，一天处理不到 100 克的中链脂肪酸，是没有问题的。可以大胆服用。可是，对于长期酗酒历史和患过肝炎的人，就要进一步验血，作肝功能测定，由医生才能判断其功能是否完好，才能回答是否宜于用椰油的问题。

第二，有糖尿病倾向，如肥胖者或血糖水平已发现较正常稍高者，以小心为好，或由医生决定是否服用，因为这种病人对于服用椰油所致的酮体增加，耐受的能力较差。容易引起糖尿病恶化。对于已有糖尿病的痴呆老人，要经过医生的诊视才能决定是否宜于服用椰油治其痴呆。

第三，椰油虽然不影响血脂的浓度，但是对于已知超过正常水平的老人，应该与医生讨论后再决定是否给椰油。这样做有两个意义。一是免得在服椰油期间有任何风吹草动，弄不清是本来就存在的问题正好发展到了这个瓜熟蒂落的阶段，或者真是椰油之过。其次，医师对病人服用椰油之前已有的情况有较好的了解，处理才较为切合实际。

最后，长期大量地吃任何东西，都很难保证不出健康方面的问题。因此在服用之前，要让你的医生知道你打算服用椰油防治痴呆，出现任何问题时，就像别的任何健康问题情况一样，找医生诊视。在医生问病史时，要主动告诉医生，你当前在用些甚么药或特别的饮食，不论是自己购买的或朋友介绍的，都要说清楚。帮助医生弄清你的问题。

在以上四个前提下，可以开始自购椰油治疗痴呆。在购买时有哪些应当注意的事项？

据了解，在中国大陆椰油不是每个地方的超市都有卖。但可上网轻易购得。选购时，要注意指明是买食用的椰油，要纯净的，未经化学处理过的，英文广告说是「像处女(Virgin)一样纯洁」，就是指这个意思。尤其不要买「氢化过的」(Hydrogenated)，因为那可能是作别的用途而制作的。只要达到了上述要求，哪国产的，倒未必很重要。从国际生产的角度，以印度尼西亚和菲律宾的产量最大。但是，据了解，美国产品在中国市场所占的份额最高。但价钱较贵。中国海南岛也有出产。内地是否易买到，则不太清楚。总之，产品纯净是最重要的。

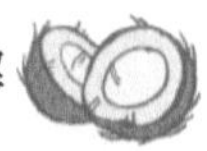

　　结合阅读和自己几个星期的试服后的情况来看，我建议有下列情况的人，每天服用 20–40 克的椰油，分两次或三次服下，例如早晚飯时，伴飯菜服下，从较小的剂量开始。在比较寒凉的季节，椰油呈固体。而在夏季，常已溶化为半固体或液体。如为固体，先把固体的椰油锤碎成小片小块，然后用中国传统的瓷汤匙舀满，大约即为 20-25 克。椰油略带椰子的味道，多数并不感到难闻。和食物一起拌和入口的口感极好，像是加了很多油的菜肴。早晚餐各 20-30 克或三餐都用。开始的一阶段，用较小的剂量，以后再逐渐增加。如果病人已经在服用经医生开给的传统抗痴呆药如多奈哌齐（donepezil），重酒石酸卡巴拉汀（rivastigmine）加兰他敏（galantamine），盐酸美金刚（memantine），而疗效不是很显著时，可经由原来的医生参酌，在原有基础上加服椰油，并无配伍禁忌。最先介绍椰油试治的作者纽波医生的丈夫即是同时服用其他几种抗痴呆的药，并未发现不当之处。

　　如果病人服用足量达两三个月却仍然看不出明显的好转，就没有必要再试用下去，因为本来不是 100% 有效的。为甚麼有些无效，可参看本篇「七 对椰油疗效不佳者的分析」。

三 椰油的食用和老年性痴呆的流行

　　英国有一百九十年历史的医学周刊「柳叶刀」(Lancet)，刊登一篇来头不小的文章：由一大排作者代表全世界 70 个老年性痴呆症协会共同署名的文章，对 2001 年全世界这个影响老人福利至钜的疾患，在世界各个地区流行的情况作了分析。文题很简洁，为「世界各地痴呆症的流行情况」(Global Prevalence of Dementia)。他们对各地所汇集的资料作了深入的比较后，概括起来，作了各种对比。其中一项是按各大地区的划分，列出年龄满 60 及更大的人口中痴呆者的百分比，使人印象深刻，值得在此分享。

表列：世界各地痴呆症的流行情况

有流行病学报告之地区名	60≥之人口(百万)	痴呆患者之比%
北美	53.1	6.4
西欧	89.6	5.4
拉丁美洲	40.1	4.6
日本、澳大利亚、新西兰	34.5	4.3
中国及西太平洋地区	151.1	4.0
东欧	72.0	3.9
北非、中东	27.5	3.6
印尼、泰国、斯尼兰卡	23.7	2.7
南亚和印度	93.1	1.9

从以上之资讯，我们可以看出以下几点倾向。

一·发达的地区和国家，痴呆者在老人中的百分比显然较高。美国处在最高位，年龄在 60 及其以上的老人中达 6.4%，比同样能提供详尽数据的西欧和日本、澳大利亚等发达国家所测算的 5.4%和 4.3%要高。最好的解释应该从饮食的结构来寻求。有趣的是，痴呆的流行情况似乎与心血管病的流行并肩而行。本来，痴呆的危险因素就包括心血管病中所产生的长期而慢性的脑血液供应障碍。因此，这一发现并不使人意外。

二，最令人感兴趣的发现是，痴呆老人百分比最低的三个地区，尤其倒数第一的印度南部一带，只有 1.9%。倒数第二的印尼、泰国、斯尼兰卡也只有 2.7%。很多年以前，西方人刚来东方的热带旅行时就注意到，老人中的痴呆者比欧美要少。他们当时的解释是，热带的人成熟较早，女人八、九上十岁就有了生育的能力；生活水平远不如西方人，所以衰老也快，因而较难活到让人痴呆的程度就离世。所以不大看到。可是，根据这个调查所涵盖的老人，不管是不是早死了很多，60 岁以上的受调查者，南亚和印度达到 9300 万人之多。按百分比，痴呆者只有 1.9%，为北美的三分之一弱。富裕社会中吃得太多和大油大脂的奢华宴席可能显然起了一定的作用。

三，南亚和印尼、泰国等热带盛产椰子。当地老百姓自古以来即以土法淬取椰子果仁中的油脂为烹调之用。椰油为当地人食油脂的主要来源。人不分男女，从小到老，都以椰油为食用油。这种情况与所有其他地区的人极为不同。从近年发现的椰油能防治痴呆的新见解来看，它在降低痴呆者的流行率方面有两点值得考虑。

(一)椰油使脑细胞可以有两个提供能量的途径。除葡萄糖外，多了一个由椰油产生的酮体。这就使本来会因缺乏碳水化物而要受损的脑细胞，得以缓解。

（二）身体既然从椰油的食用获得了脂肪，那就不必另外食用「别的」油脂。椰油和人类食用的所有「别的」油脂相较，有一个最独特的地方：它所提供的脂肪酸酯是中链的(Medium Chain Glycerides)的。「别的」都是长链或超长链。中链的结构使它的分子较小，可以不必藉助外力的媒介或酶作用，直接由肠壁的微血管带到近在咫尺的肝脏，代谢为酮体。较少或不参与所有其他油脂吃得太多时都免不了的血脂增高所带来的血管壁增厚。因此，即令椰油不能治疗痴呆，也可以使免得「别的」油脂参加进来搅局。从而间接减少了「别的」油脂吃太多时所造成的那一份损害。

以上的解释是本人阅读该文以后的理解。是否符合当前关于椰油的理论，也许有商榷的地方，但是以椰油为食油作烹调之用，看来有益无害，值得效法。看到这一点的人越来越多。这大概是最近中国大陆和美国市场上椰油的销路大增的原因。

四　从阿森纳(Axona)看椰油的安全性

最近获悉，美国药管局已对从以椰油为原料制成的 Axona（阿森纳）粉剂，以所谓「医用食品」之类别批准上市，由医生开处方购买。它的上市对病人，尤其对椰油的服用，有甚么意义吗？

阿森纳是以椰油为原料制出的 100%纯净的中链脂肪酸。在制作过程中，椰油的化学构成没有变动，改变的只是物理的状态。所以从分子结构来说，服阿森纳后身体所获得的中链脂肪酸与服用椰油时所获得的没有区别。

我们现在从各自含有的脂肪酸的售价来对比，椰油一瓶装内含一磅，为 453 克，含脂肪酸大约 60%，则有 272 克。售价以\$8.00 计，每克为 2.9 分钱。从阿森纳来看，一包 40 克，30 包为一盒，供一个月服用，售价\$75.00，其中所含的中链脂肪酸共 1,200 克，则每克 6.25 分。

由此可知，通过购买阿森纳所获得的中链脂肪酸比椰油要贵 2.2 倍(6.25/2.9)。如果考虑到阿森纳相对于椰油的很多优点，价钱高约一倍，并不算离谱。

这些优点有：服用方便，剂量准确，较易落实，便于记录总结，与前后左右服用情况对比。如果用椰油，要获得相当于 40 克阿森纳的纯益，就要服用近 70 克。那相当于三大汤匙。痴呆患者能否准确而利索地服下那么多，其麻烦可知。

这里不厌其烦地引用阿森纳的情况作为对比，主要意图是要说明，药管局已认可它是医用食品。那就等于是认可了它的安全性。医生可以放心按照它所标明的用途和用量开处方给患者服用，并没有对其使用的安全性，提出警告，也没有在处方前需作任何化验的规定。从化学结构上看，阿森纳所提供的脂肪酸就是椰油所含有的同一脂肪酸。认可前者的安全，就意味著后者应该也是安全的。

至于阿森纳被认可为「医用食品」而非对某种病有效的「药」，那是因为药管局还没有看到制造商所提出的疗效报告达到对「药」的高要求。按照他们提出的临床试用结论，药管局认为在比较药物和安慰剂的对比中，经统计学的处理，还没有达到那么明显的要求，还需要更多，更显著的差别才更能支持其有效的论断。不过，椰油内服时所建议的大剂量，也就是阿森纳制造商所建议的大剂量，长期服用的安全性，得到了药管局的认可；这与椰油自己得到安全的认可，没有实质的区别。

五　再谈痴呆的药物治疗问题

目前在北美的华洋媒体中，已传出椰油对痴呆有极佳疗效的信息。不少的人在考虑试服时，常常考虑到椰油含饱和脂肪酸，怕引起血脂过高而踌躇不前。其实，这种顾虑可以通过两个途径解除。

首先是对以椰油治老人痴呆为例。有人提出椰油对痴呆有效的好处，也有人提出服椰油有使血脂增高的副作用。可能的好处是使痴呆症状好转、甚至脱离悲惨的黑洞；可能的副作用是让患者发生心脏病的机会增加。读者是愿意让患痴呆的母亲痴呆每天不忍卒睹地过日子，却保持一个令人羡慕的好心脏呢？还是让她老人家清白过来，享受余生的乐趣，却有一天可能发生心脏病？何况血脂增高的情况可以通过验血防止。孰轻孰重，读者可以衡量出来。

椰油试服期间 验血防弊

椰油分子结构的问题明确以后，我赞同原书作者为代表的一方，认为椰油并不导致血脂增高。国际上另一方则认为椰油会使血脂增高。多年来两个阵营一直在打笔墨官司，相持不下。

我对这一情况审视后，悟及医生自己比较难于辨别这一理论上的是非曲直，却可以避开其中深奥的理论细节。那就是在服用椰油之先和后来在服用过程中测定血脂水平，追踪测查以明究竟。不是有很多病在服药时是要验血吗？如果验血发现真的使血脂增高，那就停止服用，并不为迟。不像服用抗凝血剂和使血糖降低的胰岛素，用药期间天天要验血，一天不测而稍一不慎即有生命危险。食物中油脂过多引起的血脂增高，不是第二天就出现而产生心脏病发作的。在二者间有一个至少长达几个星期的过程，来得及通过血脂测定加以阻止。

权衡利弊得失 指导用药

此外，医生在决定是否给病人用某种药物时，要遵循一个重要的原则：衡量给药对患者带来的利和弊。利是好处，弊就是不良的副作用。利大于弊时，用的理由站上风。利小于弊时，不用的主张站上风。

所以关键的问题是，椰油是否真的对痴呆有效？这个问题，我可以负责地郑重指出，有些痴呆患者服用文中建议的适量椰油后，短期内即见症状减轻，值得向广大读者对这个令人兴奋的讯息加以宣扬，使那些潜在的阳性疗效患者有机会享受这个新近的空前发现。椰油价廉易购易服，不需处方或住院是其特点。

读者试服有效　感激零涕

除文献上所阅读到的间接知识外，我也接触到拙文在世界周刊发表以后从读者传来的好消息。

为了保护患者的隐私，以下介绍好转的情况时，隐去其个人资料，但指出可能核实的电话号码(部分隐去)存档待查，以昭信守。以下举出一例，以窥一斑。

74 岁患者由妻子用电话(x73-xx1-xxx5)向我报告，来美有年。随妻住在老人公寓。长期以来表现「忧郁」，沉默寡言，很少与人来往或说话。夜睡常尿床。早晨起床靠妻帮忙穿衣。每日搭集体专车去日间老人照顾中心，车程约四十分钟。上车后常陷入瞌睡而尿裤，不知投诉。近来行走时常呈小碎步，有时跌倒，由别人扶起。

4 月 14 日妻读了周刊拙文关于椰油的报导，决定给患者试服。每日两汤匙。一个多月来，已有显著好转。夜间不再尿床，而能自己起床小便。晨间起床时能自己穿好衣服，不需麻烦妻子。在去日间老人照顾中心的车上也不再尿裤。以前从未看到夫妻两人在公寓的公众场合默契互动，改进为常人一般。公寓的舍友对这个老人都觉得前后判若二人，因而在公寓的公众活动场所，例如食堂和娱乐室，议论纷纷。

近来妻子在电话上报告，患者诉述视力不好，经眼科医生诊视，发现有中度白内障，问为甚么没有早来看病。这时，妻子才悟及，白内障眼疾可能早已启衅，只是患者没有能力投诉，以致令其恶化而不自觉。这时回忆病人一段时间以来的一些行为，如在室内暗处步行时步子碎小而双手呈摸索状，像是防止跌倒，原来可能是由于白内障造成的视力下降所致，在光暗处较难看清四周左右的情况以致不敢迈出大步。妻子感到，如果不是由于患者本人痴呆好转而恢复了投诉的能力，白内障在不痛不痒中不知会发展到甚么程度，甚至完全失明；她作为昼夜相处的老伴也不会得悉而引导其就医。这种曾经可能呈现的前景让她不寒而慄，因而对世界周刊能刊出这种有益的健康资讯感谢万分。

如果试用有效　反馈益人

北美华人，仅美国一地，就达两百万之谱，多数为能读能写华文的第一代移民。世界日报是北美地区最大的纸印媒体。华人长者通常喜欢阅读华文，仍然依靠这一传统形式的华文媒体为吸取新知的主要来源；他们也不习惯于上网。因此世界日报对华人中老人的影响至钜。而痴呆者多见于老人。他们对有关痴呆症可试用椰油治疗的讯息，特别关注而感兴趣。这就可以解释，他们对我在世界日报所刊登的有关椰油可以缓解痴呆的论述，点击律特别高的原因。

如果按联合国世卫生组织的估计，痴呆症在世界人口中的平均发病率为 0.4%，则 200 万美国华人中有痴呆者大体为 8,000 人。他们已由家人发现有不同程度的痴呆症状。如果其中有一半人对椰油呈阳性反应，则 4,000 人受益。这不是小事一桩。我深信，他们当中一定有家人读到周刊的文章而像上述 JS 先生一样受益。我希望他们能向远亲近友奔走相告受益的情况，以扩大影响，引导他人受益，则善莫大焉。据我所知，很多老年朋友正是这样做的：看到周刊的关于椰油治痴呆的文章后不仅打电话给我询及此事，也给亲友相告。

能治病之药物　当能防病

如果椰油的确可以治疗痴呆而不引起血脂增加，那么，用它来预防痴呆应当不是非非之想。我们就可以学习南亚和中东地区的老百姓，以椰油用作日常的食用油。那就比我们现在所用的任何动、植物食用油卫生得多。已经有人向我表示，待家中现有的菜油，玉米油之类的食油吃完后，改买椰油烹调菜肴。我认为，此举堪称明智，因为椰油的成份中所含脂肪酸为中链，而所有其它的食油，包括我们现在所食的菜油、玉米油之类，都是长链。脂肪酸中碳链较短者，如椰油的中链脂肪酸分子较小而轻，营养学界公认比其链较长者，如我们现在所食用的所有食油都属于长链者，更易消化，更易进入肝脏进一步代谢下去。读者如果问，食用椰油是否担心血脂增高？我的回答是：你食用菜油，玉米油、麻油、豆油，有此同样的担心吗？何况有一派科学家认为椰油不使血脂增高，而从来没有人认为长链的其它油不使血脂增高。

六　对椰油疗效不佳者的分析

老人患痴呆者为数众多，病程长久，病情每况愈下，家属和病人都极为痛苦，尤其无药可治，正在苦闷傍惶之际，忽然听说到处价钱廉宜的椰油对它却可能有效。于是很多病家抱著希望，到超市买了一瓶，回家给病人试服。这是自从我 4 月 14 日在世界周刊发表椰油对痴呆有奇效一文并传到中国大陆和台湾后所看到的情况。

那篇文章对问题的论述只作了一个开头。我听到一些东鳞西爪的反应后，感到对阳性反应者应广为传播，对产生的问题宜设法解答。通过在报刊再发表文章来回应却不容易。即令发表，周转期很长，像是隔靴抓痒，或远水难以解渴。我因而在世界日报布落格开辟「椰油脱离痴呆黑洞曙光系列」信箱，不日对问题作出解答，与读者分享最新资讯。我从信箱中所获反馈，有正面的，也有负面的。一个主要的负面反馈是「怎么我家的病人服用椰油后，好像没有甚么反应呢？既不见好，也不见坏。」

现在就对这个问题做一个集中的回答。

患者情况　千差万别

首先，我所发表的所有关于椰油试治痴呆的论述中，虽然提到了纽波医生的丈夫患者服椰油后奇迹似的好转，但从来没有说，它对每个病人都一定会有类似的疗效。而是说，给你家的病人一个机会，看能不能像文中所提到的病人那么幸运，也会作出阳性的反应；如果没有，你也不会丢失甚么。当你给病人试用时，应当有这种心理准备。

其次，病人服用的剂量是否充分？我所建议的日用量是椰油每天总量三到四汤匙，每汤匙约 20 克，是根据纽波医生在她的书中提出的，也是她给丈夫患者最初服食的日用量，分三次或四次服食。她在书中说明，这个用量是她在阅读后来成为阿森纳的医用食物的专利申请书中，由病人的实验中有效和安全的剂量换算过来的。诚然，我们看到有些患者在试服比它小些的剂量，也有积极正面反应者，但是，在生效前，我们应当把用量逐步增加到这个程度，如果仍然无效，才算无效。这就是我在以往的论述中所一贯主张的。

第三，病家的观察是否细致可靠？有时，对病人获得疗效的期待过高，一心只想看到奇迹，因而对点滴而至的进步不察，以致误认为无效。我建议在开始服椰油之前和以后，都像纽波医生那样，用测量智力的量表（MMSE）对病人加以前后对照。这就对细小的进步，较易发现。

第四，也是按照纽波医生的原书所主张的，要让病人试服三个月，没有看到效果才可放弃，因为按照她的观察，即令是有效的病人，效果的显现，有快有慢。快的第二天就能看出某些好转，慢的可能要一两个星期。放弃太早即有错失良机的可能。

从以上所转述情况来看，可以看出，同为痴呆的患者，对椰油的反应，相互之间有很大的不同。为甚么？现在对这个问题稍加讨论。

同一病症 各有千秋

首先，不论哪一种书籍或文章，提到痴呆时，它所指的是一组症状的综合群，而不是单一的病。正如腹泻。在其项目之下，有各种各样的情况。有的也许不过是消化不良，把饮食调整一下，可能就不再泻了。有的也许是霍乱的早期，那就麻烦了，非住院治疗不可。当我们谈论老人的痴呆时，一般是指由于上了年纪，很多老人所患的痴呆症。细分起来，这种常见于老人的痴呆又由于病因的不同而分为原发性和继发性。因此，对于椰油的反应也可能不同。

一般来讲，原发性的痴呆症反应较好。但它又与遗传因素的有无和是否有明显的瓜葛有关。有家族史者表示遗传因素较显著，其反应较差。无遗传因素者较好。

除家族史外，在美国，由医生开处方到化验室取血液为样本，做一个所谓「ApoE 基因分析」(ApoE Gene Analysis)，也可以查知其遗传因素的有无。如果是阳性，那就表明有遗传因素，不仅患痴呆的机会较多，其对椰油的反应也常较差，而阴性者，患痴呆的机会较少，对椰油的反应也较好。不过，纽波医生指出，由于这一估计并非绝对，基因分析阳性者，仍然有机会对椰油作出良好的反应。她的丈夫就是基因分析实验为阳性，难怪 50 来岁就开始了痴呆的症状，而他对椰油的反应却出奇地好。

基因分析及其解释牵涉到很多有关基因理论的细节。为了避免涉入过多，不论医生或病家有一个简单的应付之道，那就是让病人试服足量的椰油三个月后再看。好在花费不多，让病人去试就行了。如果病家不怕花$430 的检验费，到实验室去做一个基因分析，一周后出结果，也无不可。在美国市场，这个花费医疗保险公司不予报销，除非医生事先向保险公司说明其必要性而获得同意。医生一般都不会认为它是必要的。病家愿意花钱时，自然可以做。

近来，市场上有商用化验室，对于私人要求作此化验而自掏腰包的客户，只收$90.0 元的。

总之一句话，病人对椰油的治疗反应，事先预估很不易。最可靠的作法就是让病人足量试服三个月。这并不是很难做到的事。

七 痴呆程度的测量

为了对病人痴呆的程度有一个量的概念，对不同的病人有所比较，尤其对同一个病人在不同的场合和不同的时间点上的发展，作追踪比较，以了解他对病情的发展或对药物治疗或其他措施的反应的程度，这里把本人在美国三十年来精神科一直使用的简短智能测验加以简介。它是 1975 年由

Folstein 氏等推出的 Mini-Mental Status Evaluation，故又名福斯顿量表，简称 MMSE，其内容，作法，和评估法如下。主要用来作初步检测筛选的简易步骤，易由家属掌握。

测量的能力有计算、记忆、语言和时、空定向力。

项目	计分	内容
时间定向力	5	1,今年是公元几年(　　　):2,月份（　）；3,日期（　）；4,星期几（　）: 5,上下午（　）。
地方定向力	5	这里是何省（　）何市（　　）何区或镇（　）街道（　　）哪层楼（　）
铭记能力	3	重覆一串字：颜色--蓝色（　　），水果—苹果，家具—桌子。
注意力与计算	5	100 连续减七：$100 - 7 =$　　（　）$=$　　（　）$=$（　）$=$　　（　）$=$　　（　）。对一个得 1 分。
回忆	3	回忆上述铭记能力的的那三个字（　），对了一个得 1 分。三个字 3 分。
语言	2	说出物件名；例如先拿手表出来，问这叫甚么名字（　）；再拿一件问，如钥匙（　）
复杂指示（评分画得如何。满分为 6；不成样子为 0。	6	临摹图画：重叠的五角形。 临摹于此 以资比较

评估

以 30 为满分时，得分大于或等于 25 分表示智能正常。少于 25 分时， 21-24 分为轻度，10-20 分为中度，9 分为严重。与此同时，也应结合病人的教育程度和年龄，作适当的修正。低分或非常低分可能是受 AD 的影响，也有可能是其他精神疾病导致。要留意病人是否某种感知的缺憾，例如听觉有问题，也需排除，再作结论。

以下是作为初测的 MMSE 与其生活中的能力或表现作对应的观察。

阶段	智能测验说明	症状说明	平均持续时间	退化程度
一	（ MMSE ：29-30 ）	正常	-	成人
二	（ MMSE ：29 ）	正常年龄之健忘，与年龄有关之记忆障碍（常忘记东西放置的地方及某些字，注意力难以集中）。	-	成人
三	轻度神经认知功能障碍（ MMSE ：25 ）	从事复杂工作之能力及社会功能下降（例如：完成一件报告）。	-	年轻之成人
四	轻度痴呆症（ MMSE ：20 ）	计算能力下降（100-7,40-4），无法从事复杂活动（个人理财、料理三餐、上市场），注意力、计算及记忆障碍（近期为主）	2 年	8 岁-青少年
五	中度痴呆症（ MMSE ：14 ）	计算能力明显下降（20-2），失去选择适当衣服及日常活动之能力，走路缓慢、退缩、容易流泪、妄想、躁动	1.5 年	5-7 岁

		不安		
六	中重度痴呆症 （MMSE：5）	无法 10-9-8-7……，需他人协助穿衣、洗澡及上厕所，大小便失禁，躁动不安，语言能力下降。	2.5 年	1.5 - 4 岁
七	重度痴呆症 （MMSE：0）	需依赖他人持续照顾，除叫喊外无语言能力、无法行走，行为问题减少，增加褥疮、肺炎及四肢挛缩之可能性。	MMSE 从 23（轻度）→0 约 6 年，每年约降 3-4 分，MMSE 到 0 后可平均再活 2-3 年	4 周-15 个月

本测量表知识产权在 2010 年 2 月在对量表略作修订后，由作者将其由 Mini Mental 公司转移至心理评估资源公司（PAR）签订了一项独家协议，授权 PAR 发行和管理所有有关 MMSE 的知识产权。2010 年 2 月，PAR 发布了 MMSE 的第二版，也发布了 10 种外国语言翻译本。本文引自自由维基百科供读者个人采用，仅在个别语句上略有修正，使之读来更加通畅，无意无权授予任何人出版或发行。

八 椰油治痴呆的反馈综述

Amazon 网页纽波医师所著的专著「酮体的故事」（2011）名下的长短评述，就多达数百条。此外，围绕痴呆症的家属和患者所设立的专业网站也不少，其中即有各种各样的看法和意见。

此外，本人在 4 月中旬在世界周刊发表上述纽波医生的专著评介以来，该刊编辑部也曾给我转来读者的反馈。与此同时，我在世界布落格陆续发布了以「椰油：痴呆黑洞曙光」为题的系列的论述，也曾收到不少反馈。现在作一综合的概括，与大家分享。

对疗效的反馈

由于反映的都是个案，十分零碎，很难形成系统的概念。但是案例数字逐渐增加，由点到线，毕竟给人脑中绘出一个粗略的图像。它还谈不上很准确，与将来大批案例收集起来后所形成的图形，想必还会有很大的不同，但是我们从现在绘出的图形已可得出一些初步结论。

从服椰油后十来天内所反映的情况来看，一般来说有四个大体相当的部份，各占四分之一。他们是，(一)病家看到奇迹似的好转，与纽波医师的丈夫类似；(二)病人或其家人报告，病人的精神明显好转，情绪不再低沉淡薄，话语较前增加，现得较有生气；(三)在几个星期内，看不出有任何好转的迹象；(四)也有家人报告，「吃了几个星期，我也搞不清是不是有好转，有时像是好些，有时又难以肯定」。

其中肯定有相当一部份病人，家属强烈相信看到了使其满意的疗效，愿意进一步花钱继续吃下去(这个钱不多，但累集起来，每个月要花几十块，对多数退休人来说，在美国还是一个明显的负担。据美国痴呆症协会的官方统计，今年这一时刻，有患者 540 万人。椰油有效者至少如以 25%计，则有一百八十万人。这就不是一个小数字了。

　　病人在服药或接受某种措施后，自觉感觉较好，因而报告有某种程度的好转。以往，我们常常认为它那可能是心理安慰剂的作用而不太重视。现在，我的看法稍有改变。因为，即令是安慰剂效应，在这么大的规模上表现出来，这也值得重视。须知病人痴呆的早期症状正是情绪的低落和对前景感到茫然的忧郁。作为最早受到累及的症状往往也是最先表现好转的症状。是否安慰剂的作用，只要稍为假以时日，再有几个星期，就可以明朗起来。真正的好转，必有更多的表现可以展现出来。

　　至于疗效不明的案例，我们应该在放弃之前，要在给予足量的基础上，足够的时日，例如三个月无效，才能作结论。6 月 27 日本系列之六，已谈到对这一类病人如何进一步处理的问题。这里不再赘述。

椰油的副作用

　　不论从哪一个渠道，读者对椰油的副作用，都没有不好的反应。唯一的例外，是有人提出，椰油是饱和脂肪酸，吃太多时，应担心胆固醇的血中浓度增高，导致动脉硬化对脑和心脏的疾病。这的确是一般人的顾虑。也是传统的看法。有读者反映，当他/她和医生论及打算服用椰油时，也常受到同样的警告。

可是，不论在纽波医生的原书，我所写的所有论述，或网上有关的文献中，都针对这一顾虑作了讨论，强调这种警告和顾虑属于以往对椰油的误解。经过近十年的争论及更多的观查，多数学者和医生的看法已有改变。由于椰油的脂肪酸是中链的，它和所有的饱和脂肪酸不同，并不使血中胆固醇浓度增加。

目前，加州的加大（UC）系统所有五个医学院共同主办的医学月报，认为服用治疗剂量的椰油并不产生 CHOL 和 TG 水平过高的危险。(UC HEALTH- Monthly Report，2012 年 6 月 3 日 P.1,

http://health.universityofcalifornia.edu/2012/06/03/can-coconut-oil-treat-alzheimers)。

我在文中转述原书中鼓励读者试服的主张。据读者反映，有少数医生持国际上另一方的不同看法，建议不要服用以免血脂增高。这使我们的读者无所适从。

很多读者在报告其本人或病人服用椰油的经验时，都主动提到，服用多久以来，并没有发现血中胆固醇增加。相反，报告较多的是，胆固醇的结构看到更为健康的转变，也就是所谓「好」胆固醇的水平增加，「坏」胆固醇则降低。这也与纽波医生对她的病患丈夫在服用椰油三年后所作的观查结论相同。

更有趣的是，在我三个月来所读到的各种有关椰油治疗痴呆的文献和书籍中，没有看到任何一例因长期大剂量的服用，而报告或投诉有不良副作用的。我认识到，自己阅读的范围有限，不能说绝对没有因服用椰油而使病人情况恶化的案例。此外，从来没有读到因此而对纽波医生大打官司的任何报导。也没有任何人站出来指责她两年来只根据一个孤立的案例，大吹大擂一个单方的疗效。

根据以上所述，我对于宣传椰油治痴呆的报导，才基于光明磊落并无私利的心怀予以大力宣扬，以求有利于广大病家。

读者合理的质问

在一个专为痴呆病家开设的网上园地（www.alzheimersblog. org），读者 Linda Hafenbredl 在其 2012 年 5 月 14 日的帖文中，对痴呆症协会提出质询和批评的意见。她说，网上时时看到很多反映椰油对痴呆有奇效的帖文，看来确有其事。声称为痴呆患者谋福利的这个协会，每年得到数以百万计的捐款，为甚么不花钱对这个问题进行深入的研究，加以澄清？如果真有效，就应当大力推广，无效就指出其谬误，使我们病家知所遵从。

经过一番讨论，最后在同年 12 月 10 日，由一位名为 Ethan Brent 的文友，代为作出了答案总结。他说椰油对痴呆患者所显示的疗效，表明了它的开发有著巨大的潜在利益，可是强有力的制药工业集团，不投入资金对它作认真而富有成果的科学研究；那是因为这个工作没有让他们获得专利以图利的

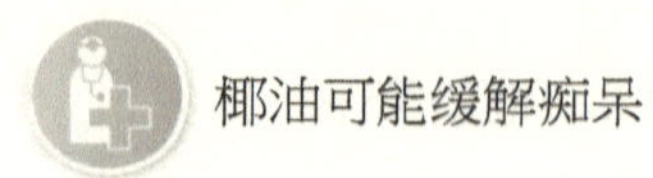

前景。这就是他们的底线。

　　为了克服这种困难，我的态度是，只要没有显著的不良作用，对于椰油可以大胆试用。只有这样的实践活动，才能把可能对椰油治疗呈现有效反应的大约 40%病人找出来获益。这也是最初发现椰油疗效的纽波医生所持的态度。

九　痴呆症用椰油治疗的一个病案分析

　　虽然纽波医师的书推荐用椰油治疗痴呆症，但是它还没有经过美国药物管理局的核准，所以椰油目前还只是民间的秘方。由於它服用比較安全，而对某些类型的痴呆的确有奇效，因此已在民间产生了相当的影响。时不时可以读到真有奇效而非正式的医学报告。

　　2013 年初我在阅读纽医师的专著後，在台湾「健康世界」月刊四月号及美国华文世界日报的周刊(四月 14 日)分别发表文章，介绍纽波医师的发现和推荐。随後又在世界日报布落格本人名下针对读者的反馈，连续发表八篇椰油试治的各种问题。这些情况都由网上传向全球华人，也由我个人的网上通讯传向北美和台海两岸的同胞。一些读者听闻此说後除相互转告外，有些甚至采用试治。

　　在这种情况下，也有很多读者就近向一些官方或民间权威学术机构请求咨询，问椰油到底能否用来治疗痴呆症。读者所获得的答覆常常是「没有看到正式的文献证实椰油对於它具有良好的效果，」并对长期过量吃椰油提出要小心血脂和胆固醇的副作用增高，提出警告。这种答复符合官方的政策，无懈可击。

可是，对于陷入痴呆的病人来说，如果没有别的治疗帮助他，那么，按照本人所转述的纽波医师的用法，仍然可以一试，以求退出黑洞苦海的机会，而有害的副作用是可以避免的。这个重要的信息却没有得到应有的传播。

关键的问题

关键的问题是，椰油的治疗按 20 g 一天两次，试服三个月，会不会使病人的血脂和胆固醇增加到伤害心血管的程度。这个问题，国际上历来分两派。一派认为会，一派认为不会。他们都是理论上的争论。认为「会」的一派强調椰油是饱和脂肪酸，所以会造成心血管的伤害。另一派认为不会，强調椰油属於中链脂肪酸。这就使读者无所适从。美国心脏病协会和失智症协会是「会」派，因此他们都反对采用椰油治疗。

本书引用可靠的资料，用来说明椰油治疗痴呆症是有效的，安全的，可以在医生的监护下，在家中下试行。这就为病家节省了开支，情绪上也易于安排。这个患者反映的情况显示，服建议的治疗剂量，一天两次，每次 20 克；四个月后，症状明显好转，程度由中度减为轻度，同时血化学的报告却并不表示心血管可能受到伤害。

基本情节

　　患者是一个 88 岁的女性，一般健康情况历来良好。儿孙满堂，家庭生活愉快。自 2003 年开始逐渐缓起而愈益严重的记忆丧失、情绪淡薄和认知障碍（時空定位力差）。经大陆某大学教学医院诊断为中度的失智症。2008 年开始服本多奈呱齐 (Donepezil) 每天 10 毫克。2011 年起，加服美金刚 (Memantine) 每天 20 毫克，一直至今。程度基本上停留在就诊服药时的水平，防止了恶化。这是传统的抗药常常达成的最大效果。今年(2013) 七月按本网讯所提的资讯，开始服用椰油，每天 20 克，每天两次。至今四个月以上，症状日渐好转，目前已由中度转为轻度。

　　一　情绪明显好转；由原来的终日落落寡欢，沉默不语，到对亲人，如丈夫儿孙，反应恢复正常，还喜欢开开玩笑，喜欢唱唱歌，这以前是少有的。

　　二　认知功能好转，原来似乎不认识的人，向她打招呼，却能热情回应。但名字还是想不起来。

　　三　开始参加友好的伙伴组织的社交活动，例如参加打麻将，过程中与牌友能作适当的对谈，并且有时能「胡」上一局，为几年以来所未见。

　　四　假若某事她不知道，你开玩笑说她「狗不识」，她会马上回你一句「豬才识」。

　　病人的情况记忆似乎没有改进，主要的好转表现在情绪方面。但是生活质量大为改善，家人十分满意。

现在把本例中服用椰油前後的血液胆固醇和血脂的列表如下。

时间(年/月/日)	HDL	LDL	TG(甘油三酯)	总胆固醇
椰油前 2012/10/–	2.55	3.56	1.11	5.91
2013/7/– 开始服椰油 20 g，一日两次				
椰油后 4 个月 11 月 28 日	3.02(↑19%)	3.0(↓0.04%)	0.74 (↓0.3%)	6.48
正常值	0.83-1.97	0.00-3.36	0.56-1.47	3.10-5.69

这个表列所透露的重要信息是，按规定剂量服药四个月后，验血的结果并没有看到人们最担心的副作用：血中脂肪量增加。其中胆固醇总量虽然稍有增加，超过正常值，但增加主要的是 HDL，即俗称的'好' 胆固醇，幅度为↑19%。'坏' 胆固醇 LDL 的量甚至较前略有减少 0.04%。由于'好' '坏'胆固醇的比值增加，而更为健康。心血管病的危险不仅没有增加，反而减少。

结论

綜上所述，我们有充分的把握建议，患者可按照目前的剂量继续服用椰油，剂量不变，以保持已经取得的明显好转，使患者的生活质量進一步改善。由于病人的记忆始终未见明显改善，而且其他症状不再有新的好转，服用以来没有不良反应，可考虑增加椰油至 20 克 一日三次（白天两次，睡前一次），或 30 克，一日两次。

本文的启示

　　虽然本文所涉及只是一个病案的情况，但它是随机獲得的，有很大的機會後來證明是透露了尚未被人發現的真理。从本文开头部分引述的三个镜头所显示的历史和现代的景色。可以看出，这个病人和很多其他老年病人所处的境地，与当年的梅毒性腦炎所致的颇为相似，都是器质性而几乎绝望的案例，因为医学对它的治疗束手无策。目前虽然由药管当局批准了几种抗药可用，　但它们的疗效仅止于使病情不再恶化。现在通过这个病人实际接受椰油试治的情况，看到了椰油对老年的确有很大的疗效而安全。为什么不能像 1920 年代奥地利的瓦劳居医生所做的那样，开展较大规模的试治呢？我们并不企求获得什么奖，只希望通过椰油获得价廉物美的药物，使当前全球数以百万计的老人有机会恢复晚年与家人和朋友某种程度的团聚乐趣。那种价值将会是何等巨大。

Ⅴ 老年性痴呆缓解后

老年性失智从头到尾是一个以年计的漫长过程。在发展至重度之前，常可有某种程度缓解和恶化的交替。例如服用椰油后，或生活处境的改善。哪怕只有轻度的缓解，也可能使病人有行为上的「活跃化」而引起意想不到的不良后果，使失智很快又恶化。这种情况特别多见于比较「年青」和早期的轻、中度病人，不能不注意。

一种较为多见的情况是，由于失智缓解，例如在服用椰油后，患者表现出心情好转，活动增加，生命力(Libido）较为畅旺。原先受到压抑的性欲，不免有所抬头。这种情况尤其多见于 60-75 岁之间原先躯体无大病的患者。男人对异性趋向较为主动，女人中也有看到，表现多较含蓄，例如在行为上可见的动作不及男人多，只在意念上较为活跃。

本人曾经将服用椰油对痴呆治疗可能有效的资讯，以多种渠道介绍给许多老人。其中有人反映，椰油使其生命力强度提高，性活动增加。有时，在女人中，即令没有明显可见的性活动，也常常感到在性意念中性高潮自动来袭的愉悦，或只受轻度的激惹即可感到。

生命力的窄义可视同性欲，而其广义则是，生物为保持自身和所属种族所具有的天生愿望和能力。最浅显易见的两个组成就是食欲(为保持自身所必需）和性欲（为保持种族所必需）。按照精神分析学派心理学的理论，它不只是关系到食物的口味好坏以及追求和异性上床的愿望和能力。它更涉及一个人驱动整体行为的基本力道之强弱。健康人不论老幼，都应当有适度的生命力。婴孩没有性行为，不等于说没有或不需要生命力，其表现在吸奶积极而有劲，即为一个方面。老人已经完成传宗接代的任务，也不等于不再需要生命力。退休后仍然有旺盛的精力，发展某种才能的愿望和能力，就是生命力强的表现。可见，任何年龄的人都需要维持适度的生命力。希望长寿者更是如此。

本人曾于 2013 年四月在北美「世界周刊」及台湾「健康世界」发表椰油对老人痴呆可能有效的科普性文章。有人在阅读文章后按照所述开始服用椰油试治或预防痴呆。在反馈中，不少的读者提到一个原先并非主要论述的问题：服用一段时间后，感到生命力确实有所提高。这一现象是性学（SEXOLOGY）中一个新的课题，值得注意。

一 理论根据

前面已多次提到美国纽波 2011 年发表的专著「AD 真的是无药可治嗎？」详细介绍了她患 AD 已达到中度痴呆的的丈夫 STEVE（五十来岁）服用椰油后 AD 症状显著改善的经过。第 105 页称，每天服 40 克的开头两个月内，STEVE 即展现了一系列症状改善，其中包括生命力提高 (Increased Libido)。这是全书中仅有的一处提到生命力的地方。但是，这一看法来自作为性伴侣的妻子兼医生的照护者，其观察应该是可信的，也是特别可靠的。本人在以后和受试者的交流过程中，也获悉类似的反映。本人猜想，生命力的提高来自椰油本身，而非椰油所引起的情绪好转。其次，这一效应对女性，尤其经绝期后的老妪更为显著。

有此反映的老妪年龄最高者近八十。她们往往早已没有活跃的性生活；盆腔器官和会阴部健康，没有重大投诉和病症；她们服用椰油往往是出于预防或接受家人劝告的轻度痴呆患者；她们服椰油前并不知道生命力可能提高。生命力提高的情况常常是不经意地被自己或其性伴侣首先感受到。就本人所观察到的表现而言，所获信息如下。

二 受试者症状改善的主要表现

首先，受试者感到睽违已久的月经前盆腔和会阴部位对性的活动那种蠢蠢欲动的感觉，且稍感惊异。

其次，她在床上休息时，入睡前或刚刚醒来后，或在沙发上观看轻松的电视节目时，如果两腿伸直而放松，常常忽然感到会阴部好像伴随性高潮而来的那种愉悦的感受，同时双侧踝关节好像性高潮时也略为伸直。第一次有这种感觉时，稍感意外，但不觉厌恶。它持续的时间相当于一次性生活。这时如果有意使踝关节向上收缩几下，好像为摆脱小腿抽筋所作的动作，性高潮的感觉常即终止。

一般来说，充分发展的自然性高潮是一次全身范围广泛的反应和感受。但受试者所报告的感觉常仅限于会阴部。

椰油后有助于提高半百以上的长者，尤其是妇女的生命力。可能从一个特定的方面改良老人的精神状态，从而在人生终末的阶段提高人们的生活质量。它不单是提高年长者的性欲和享受性欲的能力和愿望，而是使其生命体的生物元气整体得到提升。它不是有些翻译家所译性欲两字所能表达的。生命力的提法较为全面。

三 患者或家属反映的实例

椰油售价低廉，也是花钱很少却能做出别的花大钱也难以达到的成效。以下举出三个患者或家属反映的实例。

例一。「我 67 岁。晚餐后躺在床上休息片刻时，一想到 XX 的电影'XX'中那些色情镜头，设想我是那个女演员 XX，想入了神就感到私处有了某种感动，倒觉得有意思。这种情况大约每周有一次，可是这在以前从来没过。生命力的提高可算是弱等或中等吧。」

例二。「我的先生 64 岁，患了中度的痴呆症，已有三年多了。这次结合普查文件所述，开始服用椰油。才服两个星期，我发现他的性欲和能力明显提高。每个星期就会有一次行房要求，表现不错。以前大约一个月才有一次，并且表现差劲。生命力的提高算是中等？」

例三。「我的妻子 58 岁，一直是一个大忙人，没有什么病，就是不想闺房那件事。有时我找上门，她也不干或勉强敷衍一下。这种情况已经有八、九年了。这次我力劝她试试椰油，她倒是同意了。服椰油到第四天晚上，她在回她的房间就寝前，老停在我的睡房里谈家常不走。我猜想可能是来劲了，一下子就上了床。我们两个人都出了一身大汗。这样的生命力提高应该算是强等。」

VI 老年性痴呆与内科常见疾病的关系

(发表於台灣「健康世界」月刊 2013 年 6 月號)

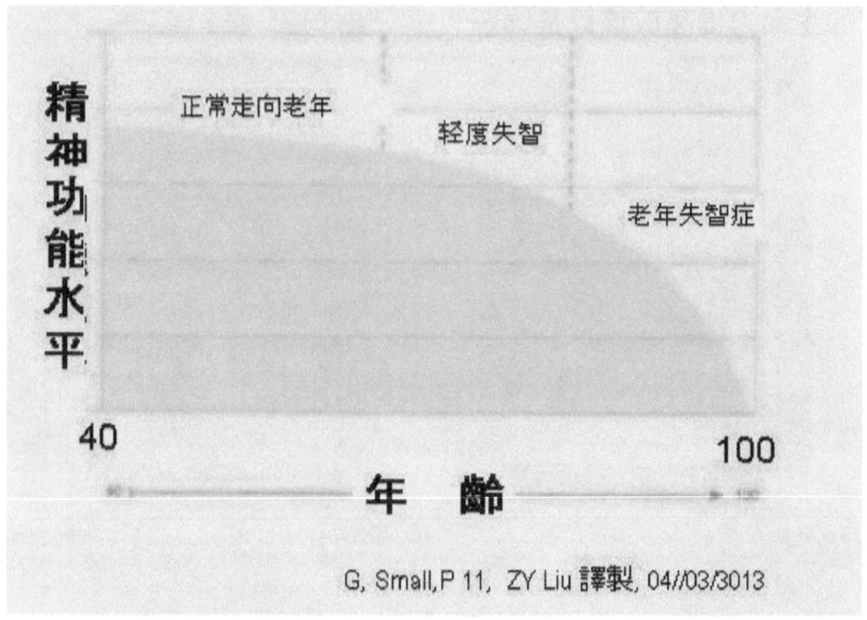

　　随著人类寿命的延长，老人族群的人数，不论比例或绝对数，都越来越多。据世界卫生组织的统计和估算，60 岁以上的老人在 2005 年一般人口中占 0.38%。由于老龄人口逐年增多，老年失智症人数也会增加。到 2030 年会达到 0.57%。据此，在 2013 年人口中这个病的人数至少有 0.4%·据自由维基百科估计，台湾人口在 2012 年为 23,315,822。按此，患老人症者为约 9.2 万。其中从轻度到重度都有。这九万多人年龄大多在 60 岁以上。因此，可以推想，他们和一般的老人一样，也有各种各样常见的老年性内科疾病，如高血压，糖

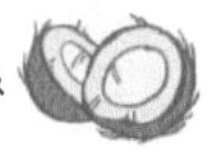

尿病和血脂过高，需由内科医生(包括家庭科医生—下同)处理。这就给内科医生一个巨大的挑战，因为病人不能自理生活，生活中的一般卫生状况也较其他内科病人差很多。对待他们有哪些地方有其特殊的要求，才能既治疗症，至少不使其恶化，又要治好或保持原有的或新发的内科病的稳定呢？本文就是针对这方面的挑战，谈谈自己的医疗体会和对策。它分三方面来讨论。一，诊断方面；二，从内科的角度看痴呆症；三，从痴呆症的角度看内科。

一 诊断方面

对于老年性痴呆症的诊断，在美国近年有了一个全新的概念。和十年前相比，主要的区别在于由静态走向动态。大多数痴呆症见于 60 岁以上的老人。在 1970 年代以前，把以 60 岁划线。在它以前的称为早老性症，以后者为老年性痴呆症。到了 1970 年代，医学界认识到这二者的区别是没有意义的，因为他们的症状，病理，治疗和预后都没有区别。因而统称为老年性痴呆症，也就是所谓的阿尔蔡默症， 国际文献上简称 AD， 本文以下同)。以纪念 1901 年首发现这个病的德国精神科医生 Alois Alzheimer (1864—1915) 。在本文中，老年性痴呆症与 AD 是可以交换使用的同义语。为节省篇幅，AD 用的次数较多。

直到近几年为止，AD 的诊断一直是依靠临床的表现。早期为记忆障碍，尤其近记忆为主，其次为轻度的认知障碍。

其后除程度上加重外，还出现了语言和躯体的运动障碍。病程的进展缓渐而不停地向前，难以阻止。但其速度有时快，有时慢。由于它的症状也可见于其他情况所产生的，而 AD 并无本身所独有的特异症状或体徵，因此只能靠排除法对它加以确诊。凡符合上述临床表现，又排除了其它疾病者，例如忧郁症，维生素 B12 缺乏等等之后，诊断即可成立。

这一被动的情况持续了一百五十年后，近年开始改变。在脑造影和化验方面发现 AD 所具有的 -糜蛋白的存在。它是 AD 所独有的脑病理产物，不是任何其他疾病所共有的。这个特点就是在脑组织中，在显微镜下看到有所谓的神经-纤维纠结(Neuro-fibrillary tangle，简称 NFT)。近代研究证明，这种 NFT 是由微管相关蛋白 (Tau protein) 和 -糜蛋白 (-Amyloid) 所构成的。它可以从近年才发展起来的用于 AD 病人脑的 single photon emission computed tomography (SPECT，单一光子放射断层撮影) 的影片上看到。多集中于大脑颞页海马一带 。那里正是记忆功能的高度集中点。但是，在脑子的其它部位，也有散在的发现。随著病情的加重，这种特有的影像越来越多，也越来越浓。所以这种造影可以在最早期的阶段发现它。这时病人甚至没有表现任何 AD 的症状。常常在 40 岁以后开始出现。到了相当多的纠结出现时，症状开始显现而不断加多，直到诊断成立。它是一个量变的过程，从早期无症状→过渡期的前驱症状，以至正式成立诊断。后来从早期→中期→末期→死亡。影像中纠结的浓度与症状成比例。甚么时候或甚么程度的影像显出来临床的诊断即成立，各家尚有不同的看法。所以诊断的成立像光谱带一样，是动态的发展而不是静止的。

另外一个成立诊断的手段是脑脊液(CSF)中发现　-糜蛋白呈阳性反应，甚至定量测定，也有助长于诊断。

当医生在病人的脑 SPECT 影片中看到 NFT，再加 CSF 中　-糜蛋白反应呈阳性时，即可诊断为 AD，　其准确性高达 94-100% (G. Small)。它已不再依靠往日繁复的排除法。

二　从内科医生的角度看 AD

一般而论，AD 的诊断多由神经科或精神科的专科医生作出。内科的医生既无责任也无专科的知识或设备对上门的病人或家属作出诊断或谘询。病人有任何不适，包括神经精神科疾病早期而轻微的症状或投诉，常常首先由内科医生接触到。对 40 岁以上的病人，任何内科医生都应当想到，他是不是有潜伏期或早期 AD 的可能。这时对病人或家属只需要，也应当，问一个简单的问题，「你感到记忆力有问题吗？」尤其要问近记忆力，例如有不有刚才读到的人名记不起，或刚用过或拿过的东西找不到的情况。如果有，尤其回答说，「哦！医生问得好，我就是因为感到这方面的困难感到烦恼。」这时，就应当鼓励病人看神经科或精神科，加以澄清。

对于已经确诊的病人，则需要问他正在服用甚么药。其中不论由医生开的处方药或自己在药房或健康食品商店买的

补药，东方的草药或甚么秘方，都要一一问清楚。而上了年
纪的人常常因各种各样的原因，找各种不同的医生，开各种
不同的药服用，以致药吃得越来越多等等。因此，老人服用
多种药的情况特别多。让病人全部拿到诊所给医生清点时，
常常看到花花绿绿，瓶瓶罐罐一大堆。

由于这些药的处方并不定是同一个医生所开出的，多个
医生开出却互不通气，因此这些药常常有重叠的，互相冲突
的或相互加强的。有时病人根本上就是由于某一种药的副作
用所引起。这时病人就会找医生，医生如果没有检查是不是
有这种情况又加开药物来对付这些副作用，新开的药又有它
自己的副作用，如此等等，像滚雪球一样，越滚越多。经仔
细的医生把那些五花八门的药清理以后，只留下绝对需要
的，结果原来的 AD 也脱帽而愈。原来以为表徵的症状是多
药主义造成的。

例如，一个年龄近 70 的老头本来只有高血压和糖尿病。
由于上述的模式，服了一大堆药，其中包括因服药过多造成
的失眠，因而开给他的安眠药，Diazepam (Valium)，安眠效果
因久服而减退，他的妻子又自作主张在药店为他买了不用处
方的安眠药。其中的实质药为苯海纳明 Benadryl，
(diphenhydramine)。这两种药加在一起使病人出现记忆障碍
是由 Valium（安定）所致，而糊涂则常由 Benadryl 造成。医
生没有从所服众多的药中寻找病因，只注意排除其他脑病所
致的糊涂和记忆问题而诊断为 AD，从而加用抗痴呆的药

Aricept（Donepezil 爱忆欣）。这样一来，它的抗痴呆作用被 Benadryl 抗衡而无效，因为 Benadryl 是对抗神经介质 Acetylcholine（乙酰胆碱）的，使神经之间的信息传递更为困难，使 Aricept 无效。经医生把 Valium 和 Benadryl 逐步停用，改用非药物方法改进睡眠，留下高血压和糖尿病所必需的药以后，病人的记忆和糊涂症状皆大为好转，脱掉了 AD 的帽子。

总之，内科医生对老人的任何投诉，一是不要忽略过问记忆力减退的有无，二是不要忘记病人相信多药主义的通病，坚持把病人看病时的药一个不漏地加以清理。这对 AD 的处理必是善莫大焉。

三，从 AD 病人的角度看内科，其实就是看对有助于澄清 AD 的医生（内科或神经科为主）时，病人或家属应有的作法。

上了年纪的人，有正常老龄化所具有的记忆力减退的问题。在最早的阶段，它并没有形成一个具体的问题而找神经科或精神科医生看病，而多是由于老人常见病的某种不适而找内科医生看病。

这时病人的陪护人应当替病人把那怕是很轻微的记忆困扰主动向医生提出供其作进一步的询问和澄清。

此外，不应当向医生隐藏目前和过去都在服些用甚么药和为甚么服用的原由，而要主动提出。这样做的好处是请医生给这些药来一个清理，避免前述多药主义的弊病。最好在看医生时，把所有的药品由陪护人带上供检视。面对病人如此细心的咨询，内科医生应当责无旁贷地担当起这个任务。

病人和家属应当理解，要治疗和预防 AD，就要维护全身心的健康。任何措施对全身的健康有益，例如运动或注意饮食平衡，禁烟，是害怕陷入 AD 黑洞的人都应当采取的。相反也是一样。对全身有害，作为全身一部份的脑也就受害，成为他日患 AD 的危险因素，要尽量避免。有烟瘾的人由于毛细管壁增厚而妨碍血液对脑细胞的充份供应，使其日后患 AD 的机会大为增加。其脑组织中出现神经原纤维缠结。不要以为人老了，变得糊里糊涂，掉三忘四是生老病死中的必然规律，无法也难以防止。事实证明，医学可以改变过去的「规律」。

尼泊尔地处西藏边境的西玛拉亚山脊之巅，海拔特别高，因而阳光猛烈，使其居民中的眼中白内障发病率之高，为世界所闻名。人到了老年，头发转为白色。当地居民祖祖辈辈上了年纪，在头发转白的同时，眼珠发出白光闪闪的白内障。他们把二者等同起来，以为眼珠转白而失明，是人老改变固有的一部份，是上天的安排无法违抗和抵抗。近代的眼科治疗已经证明，白内障是可以治愈的。AD 也是一样的。现代医学正在打破这种人老以后一定会成为老糊涂的「规律」。

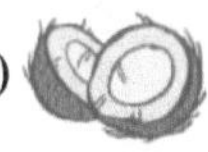

VII 「老人与海」新释(鱼受汞污染的问题)

(2013 年 6 月发布在本人不定期编发的老人网上通讯<WCS>中)

　　「老人与海」是美国作家海明威在 1952 年出版的中篇小说，获得 1954 年的诺贝尔文学奖。故事说，老渔夫孤身独人出海捕鱼时，意外钓到一个上百磅的马林鱼，　因而在船上与凶猛的鱼发生打斗。把它制服后，在返航途中又遭鲨鱼攻击而以战胜马林鱼的余勇，加以抗击，情节紧张而动人。海明威本人表示马林鱼象征人生的理想和人类为生存而具有的欲望，用鲨鱼象征无法摆脱的悲剧命运，用大海象征变化无常的人类社会；渔翁捕鱼的不幸遭遇象征人类总是与厄运不断抗争却难以改变其命运的无奈。

　　人类战胜自己老年的来到时，如何避免衰退，甚至走向时悲惨命运的文献最近越来越多。我在阅读中忽然想起了海氏的「老人与海」，不觉陷入了沉思，从而对这个故事有了一个全新的解释。这种解释有助于我们对防治老年性痴呆症的斗争，决不亚于老渔翁在大海中孤身面对鲨鱼时艰苦的斗争。

　　近十来年，有越来越多的科学证据提示，深海鱼的肝脏及身体其他部份的脂肪中，多含有阿米加-3 脂肪酸。

　　阿米加-3 脂肪酸　与脑的认知功能（即记忆和学习的能力）的发展和维护有密切的关联。人到 40 岁以后，认知功能开始减慢，停顿，甚至下降。这种情况就是老年性痴呆症发

病的基础 。阿米加-3 脂肪酸如此重要，人的身体本身却无法制造，只能从食物取得，而鱼类却正可以提供，因此，目前美国主流医学主张在防治老年性痴呆症的补药中加入适量的阿米加-3 脂肪酸 ，或在防老的食谱中加入富含阿米加-3 脂肪酸 的鱼。美国市场上含阿米加-3 脂肪酸 最丰富的鱼有鲱鱼(Herring) ，鲭鱼(Mackerel)，鲑鱼(Salmon)，鳟鱼(Trout)和金枪鱼(Tuna)。医生建议每周吃两次。但不宜多，而美国食品管理当局则建议生殖年龄期间随时可怀孕或正在怀孕的妇女，喂奶的母亲，以及儿童，以不吃为好， 因为鱼的体内常含有不同数量的汞。它对胎儿和婴幼儿的神经的发育是有害的。这是怎么回事呢？

首先，鱼体内的汞，来自环境中受到污染而以各种不同的方式渗入水中的汞。污染的来源大约一半来自人类的生产活动，如燃煤时，其中的汞随著煤烟逸出。先在大气中飘浮，最后落到水中。另一半则由于火山爆发的自然因素，把地表深层中的汞翻出，喷到大气中飘浮，最后落入水中。

市场上含汞较多的鱼有鲨鱼，剑鱼(Swordfish)，方头鱼(Tilefish)和马鲛(King Mackerel)，购买时应避免。其它的鱼并非不含汞，只是相对较少而已。

由于汞在鱼的体内多储存于内脏，脑和皮肤中，所以在吃的时候，应注意只吃鱼的肌肉。也不要吃鱼籽，因为它是由鱼的内脏 卵巢取得。俄国的名肴鱼籽酱不知是否使俄人健康受损？我在俄国旅游时曾试过一客？颇似美国洋人吃中国名肴皮蛋，不吃也罢。

　　人在汞中毒时的主要表现在神经系统的运动-感觉障碍。如多动不安，动作不协调，视力和听力下降。重者甚至引起痉挛和死亡。

　　美国自从七十年代以来在儿童中看到很多以往只是偶然看到的多动， 有初步迹象让人怀疑与汞对环境造成的污染，吃了受上述影响的鱼有关联。

　　有证据表明石器时代已有岩石磨琢而成的鱼钩(Fig 4)。可见渔业已有久远的历史。但是，深海鱼中富含维生素，有助于健康则是近一百年才发现并投入开采的。至于其中所富含的阿米加-3 脂肪酸 有助于老人对痴呆症的斗争，则在晚近才获得肯定。这就是老人与海底深水鱼所结的奇缘。

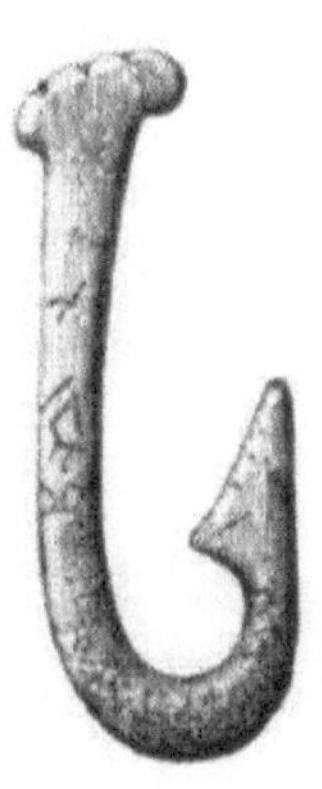

VIII 最后的晚安（痴呆症亲属回忆录）

John West: The Last Goodnights — Assisting my parents with their suicides, Counter Point, 2009

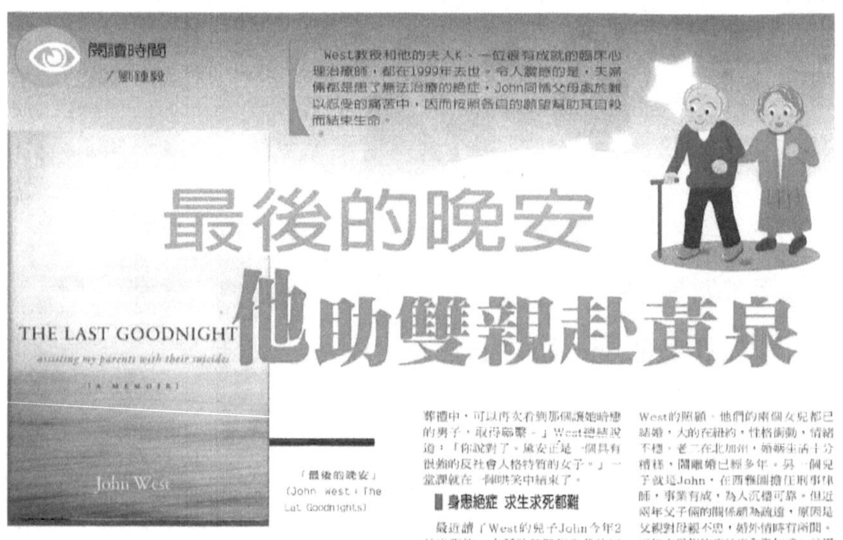

　　这是世界周刊登载对「最后的晚安」一书的简介刊头。对它作了特殊的处理，以引起读者的注意。一是对内页所载的黑白版面例外地用彩色加强视觉效应。二是对其内容作了高质的图像说明。这篇文章字数多达该刊的最高限额的六千；内容是一对老年高学位夫妻在一年内先后患末期癌症和痴呆症，在儿子的秘密协助下，都选择自杀以结束生命。事后十年，儿子发表了详细的回忆录，记述了这个痛苦的过程。

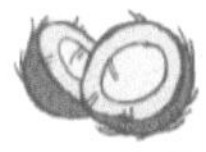

他的书震撼了美国社会，从而掀起了一波有关现代人有无选择死亡方式权利的辩论。这里转载是因为全书三分之二的篇幅是从病人自己和亲人的角度，对痴呆症从开始失忆到人格崩解到失去自决能力的前夜。书的著者对其过程细腻而完整的描绘，令人动容，发人思深。

身患绝症　求生求死都难

最近读了 West 的儿子，John，在 2009 年 2 月出版的一本帮助其双亲自杀的回忆录。原来 West 和他的夫人 K，一位很有成就的临床心理治疗师，都在 1999 年去世。令人震撼的是，夫妇两人都是由 John 出于同情父母分别患了无法治疗的绝症，处于难以忍受痛苦中，因而按照各自的愿望帮助其自杀而结束生命的。

由于知道死者其人，我几乎是一口气读完这本书。看完后，可说是百感交集，浮想联翩。同时，在网上检索到数以百计的读者反馈。可见 John 的这本书在社会上所引起的反响何其强烈。除了本书的写法撼动人们的情绪之外，最主要的是提出了当代社会上一个共同关心的问题：一个有知识和自尊心的人，在生命难以继续下去的时候，有不有权利选择自行结束生命的时间和方式。

1998 年的时候，West 夫妇已在洛杉矶工作和生活了几十年（见图）。West 历来健康少病，K 则已患上中度老年性痴呆症，另外患有肺气肿。她几乎全靠 West 的照顾。他们的两个女儿都已结婚，大的在纽约，为人极不成熟，性格冲动，情绪不稳。老二在北加州。婚姻生活十分糟糕，闹离婚已经多年。老三就是 John， 在西雅图担任刑事律师。事业有成，为人沉稳可靠。可是近两年父子两人的关系颇为疏远，原因是，父亲对妻子不忠，婚外情时有所闻。近年来母亲的症愈益加重。父亲有意把婚外所生的一个十来岁的儿子，纳入家中，受到 John 的反对，认为这对母亲和其家人是不宜的。

情词恳切 死亡场面惊悚

1998 年 11 月的某一天，父亲忽然从洛杉矶家中，给西雅图的 John 打来电话，告诉他自己患了癌症，且已有全身转移，医生说还六个月的生命。他希望儿子下次回洛杉矶时再详谈。儿子作好事务的安排后赶回洛杉矶，面对由于癌症广泛转移的痛苦和垂危的生命，对父亲的一切前嫌，一扫而光。在一次隐密的交谈中，父亲把他决定提早结束生命的愿望和决定对儿子说得很明白，坚定而冷静。他要求儿子帮助「执行」他的计划。父亲的理由是充分的。他现在已完全不能下床，而且依靠大剂量的吗啡和其他各种止痛剂，镇静剂来维持宁静。他问道，为甚么要多吃几个月的苦来结束生命。生命属于他自己，为甚么不能自行决定选择结束生命的时间和方式。

儿子被父亲说服，决定帮助他。作为律师，儿子当然知道在加州帮助父亲自杀是违法的，会被以谋杀罪起诉。所以

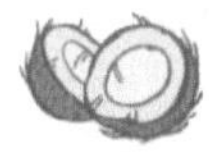

他和父亲达成默契，要避开一切耳目，隐密从事。他没有医学训练，却在父亲的指导下，开始把医生开给父亲的一切止痛剂，镇静药和安眠药秘密地储存起来。父亲的体重已从健康时的 325 磅，掉到 200 多磅，仍然很重，因此对自杀所需的药物，准备得很多。

一天晚上， 儿子把父亲的睡房外面挂上「请勿打扰」的牌子后，反锁起来，按照父亲的指示，给父亲一口一口地喂入事先准备好的药物。总量在几十颗以上。

由于父亲的癌症已处入晚期，体重仍然多达 200 磅，各个器官早已处于衰竭的边缘，服药后，镇静的效应比预计的时间来得早。还没有吞下原计划的一半，父亲已昏昏入睡，不再能按儿子的要求作出吞药的反应。儿子用各种刺激法也不能弄醒已濒临死亡边缘的父亲，使他作出任何反应，但是父亲并没有停止呼吸，脉博也在有力地跳动。这种半死不活的状态，让不是学医的儿子慌了手脚。不仅是完成不了结束父亲生命的计划，自己的「阴谋」也会曝露无遗而遭致法律的制裁。情急之下，儿子把刚在昨天所做的股骨病理性骨折由钢钉固定的股骨，强力加以扭转，造成患者极度的痛苦，而从深昏睡中醒来，得以继续把自杀所安排的药物服完而在天亮前死亡。由于大家都知道 West 癌症已进入晚期，死亡只在旦夕之间，因此，当儿子报告父亲在睡梦中自然去世时，并没有引起任何人对死因的怀疑，以致顺利安葬。West 自杀的计划完全实现。

痴呆中期 痛苦意外深重

John 的母亲 K 在父亲死亡时，年龄不算大，74 岁而已，但业已因开始逐渐失去自理生活的能力。但是，其原先的人格架构还在。记忆力的丧失主要在新近的领域，例如洗澡前脱下手表，澡毕记不起放在哪里。亲人和多年的密友还能认识。对常用物品的名称，如牙膏，说不出怎样叫法，但是可以形容为「刷牙时用的白胶」。在 West 生前指导下，由在家中工作多年的老管家照顾，她可以勉强住在家里。可是，他死后，家里所雇请的老管家无法单独处理。两个女儿远嫁在外，无法分身。K 本人有很强的个性，绝对拒绝离家住入为老人所设的机构。何况她的情况还没有达到完全失去自理生活的地步。

她和儿子 John 历来十分亲近。事无大小，都能交心倾谈。洛杉矶到西雅图飞机来往方便，因此 West 死后，母子电话来往十分频繁。必要时，儿子可以很快回到母亲身边。在这一段大半年的时间里，John 发现母亲的痴呆在日渐加重中。他在书中对母亲的病情发展有颇为详尽的记载，约占全书的五分之三。我作为对内、外神经科和精神科都有多年实践的医生，从 John 的书中这一段详尽的记载中，也学习到了原先在医疗活动中，对病人片断情况的了解中所没有体会到的有关老年性，尤其中期，真正的困难和痛苦。印象颇深。

这一阶段的病人，最主要的特点是，原先性格架构中的

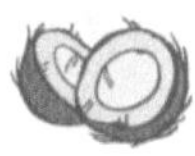

「我」仍然完好无损。因此，对于开始出现并日渐加重的认识、记忆、推理、情绪保持稳定和执行其意志的能力，日渐低下，十分敏感而感到无奈和挫折。病人由此深感焦虑和忧郁。经常愁容满面，甚至饮泣不止。

人格解体　有如华屋崩塌

也许由于家庭变故，K 在这八个月中的智能衰退似乎愈来愈快，出现了最恼人的症状：衣冠不整，让当事人和旁观者都尴尬异常。例如，早晨只著内裤就到橱房煮咖啡，或使用卫生间时不关门。儿子委婉提醒时，病人深感自己的作为不当，而认识到病情日深。于是像小孩似的伤心哭泣。从这里，她开始了「这样活下去不如早死」的念头，而向儿子直率提出。

K 和 John 都感受到，她现在所面对的可以比喻为一栋华丽完美的住宅，从外表开始，一层层朽烂，先是窗子挡不了风，屋瓦拦不住雨，竹廉遮不住阳光，门防不了外人闯入，也开不了而把自己锁在室内。电话坏了，既打不出去，也接不进来。炉灶该开不开，该停不停，地毯走起来摔倒跌交，水管阻塞不来水，马桶送不走排泻物，等等。这时的房主人，认识到这个房子已经住不下去却无处可走。当它的破损最后达到内室时，房主人的「我」也会开始崩解，认识不到房子的破损如何恼人，也不认识亲人，甚至产生幻觉，语无伦次，衣不蔽体，对社会习俗、伦理的尊重解体，作出不可理喻的蠢事和丑事，再体面的人，也会失去尊严和理性。而这一趋势却是无法阻挡的。K 这时的「我」还有能力预见到这一天的到来，一再向儿子诉说，要趁早自我了断，不能再拖。拖下去就会对这种可悲的后果视而不见，成为行尸走肉。这是她最害怕出现的情况。

John 同样看到了这一前景，因而同意母亲的诉求，答应帮助她实现自我了断的决心，而开始筹划实施的步骤。

John 的孝心，促使他要帮助 K 一臂之力，是可以理解的。但他只是一个律师，面对帮助母亲自杀，要比帮助父亲时复杂得多，却是心有余而力不足。这就使他在帮助她自杀时，遇到了原先没有料到的困难而几乎失败的下场。最后任务虽然完成，但是手法让我这个医生读来捏了一把冷汗，而不能不追问他的作法其实是一次不能容忍的谋杀。

药量不足　枕压窒息送终

John 对助人自杀有过一次经验，自信心更为加强。但是 K 的情况并没有到生命的终末阶段。虽然不愿意，她还是有一些社交来往。家中人客不断，难以避开人们的耳目。母子二人原定的自杀日在 7 月四日，就因此而后延了两个星期。可是，在第二次约定的日子，北加州的二女儿已离婚，迁来洛杉矶与母亲为伴。同时 K 四十多年来最要好的一个女友正好来访，也住在家中。事情不大好办。可是，母亲死意极为坚定，一再催促， John 也就设法不再延迟。

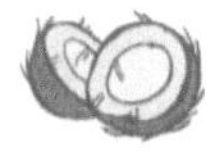

在预定执行的那天，全家人和那位访客，到外面餐馆，像无事一样，吃了一顿丰盛的晚餐。甚至在餐馆里，John 还暗中提醒母亲，不要吃得太多，以免妨碍安眠药物的吸收。餐毕回到家中，K 表示感到疲劳而回到睡房休息。其他的人看了一会儿电视后，也就各自安寝。

这时，John 不是回到他的睡房，而是偷偷地来到母亲的卧室。把事先准备好的大量安眠药和止痛剂拿出，像以前演练时那样，一次两颗，喂给母亲，用水或酒吞下。母亲很合作。由于药丸数量很大，几乎上百，因此花了很长的时间，才逐渐服完。母亲服药后，慢慢入睡，反应也减慢，一切似乎很顺利。John 是按父亲大块头的体材所用的药量给母亲服用的。母亲的体重仅及父亲的二分之一。因此，药量应该可以达成致死的目标。

然而，他不是医生，没有认识到，父亲死亡前夕，全身各个器官都已受到癌症细胞的广泛侵袭，而母亲除有肺气肿外，各器官的生命力，比父亲强很多。因此，杀死父亲的药量，对母亲却办不到。药服完后，母亲对外界虽然已无反应，可是，她的呼吸和脉博，John 始终能感受到。虽然越来越慢，越来越浅，但就是不完全停止。这时，经过折腾了一个晚上，东方已发白，后来晨曦透过窗廉，缓渐地向室内扩延。John 感到焦虑万分。如果天亮以后，母亲的生命体徵仍然存在，被家人发现，那么他的一切计划都会告吹，家人会把垂危的母亲立即送往医院抢救，同时他的罪行也会很快查出。他作为律师，对这种前景，比任何人都看得更加清楚。

情急之下，John 拿起枕头压著母亲的口鼻，阻断其呼吸。本来只剩下奄奄一息的 K，经此处理，终于很快死亡，呼吸和脉博都终于停止。令人惊悚的是，枕头从死者脸上移开后，左眼却一直张著。好像在问 John，事情办妥了吗？ John 在使用 K 的睡房内的一切物件时，都是用手纸隔著，以免留下指印。纸用后一律放进自己的衣袋内，不留在室内。这时，他用纸巾把左侧的上眼睑轻轻向下抹了几下，K 才瞑目而去。

这时天已大亮，John 逐步向醒来的家人宣布母亲在睡梦中去世。一个电话， 先通知医生，再通知殡仪馆。和父亲死亡一样，没有人提出怀疑。事情就这样搞定了。

生命有主　终结自主决定

在生命末期，病人有无自杀的权利，在文明社会，二次大战结束以来一直争论不休。双方的观点已在各种媒体中有很多报导。本文不拟过多涉入。1990 年代美国密希根州的 Jack Kevorkian 医生大力鼓吹和协助终末期病人自杀的事迹，在公众中颇获同情，陪审团总是判其无罪，但最后由于他过于自信，充任自己的律师，才以二级谋杀罪于 1999 年判处 10 至 25 年的徒刑。由于服刑中行为良好，而于 2007 年在服刑八年后假释出狱。

不过，佛洛里达州有一个相反的病例。一个名 Terri Shiva 的中年妇女，从 1990 年在家中滑倒后一直陷入植物性生存的

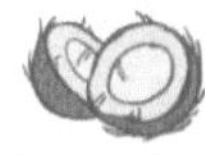

状态，靠维生系统维持昏迷状态而不死。经过与岳父母长达七年的诉讼，女人的丈夫终于在 2005 年赢得法院停止其维生系统令其自然死亡的判决。目前美国只有奥列根州（1994）和华盛顿州(2008)业已立法，承认临终的病人有选择自杀的权利，允许医生协助执行。

至于国外的情况，欧洲比较开放。按照几百年来的传统，医生在开始执业时，要复述医学之祖希波克拉底 2300 年前所教导的誓言，其中有「绝不给病人致死的药物，或指导病人走向死亡。」近一二十年来，这一句话已不再出现在誓言中。不过到目前为止，只有比利时和瑞士两个国家正式立法允许医生协助病人自杀。据报导，每年有 100 个病案，从欧洲各地来到瑞士寻求自杀的帮助。世界日报 7 月 15 日报导，英国知名的乐队指挥 Downes 已达 85 高龄，早已逐渐失去了视力和听力，与其热爱终生的音乐绝缘，生活上完全靠结婚达 51 年的 74 岁夫人；这时她却患上末期癌症，不再能支持其生活。两人决定共赴黄泉。在子女陪同下，前往瑞士的苏黎世，躺在病榻上，在亲人的观察下，手牵手地服下诊所为他们准备的液体药水，很快而无痛地结束生命。他们的子女发表声明说：「这是结束生命的极文明作法。」

我作为有 55 年执业经验的医生，认为病人在面临已无法治愈而又难以忍受的痛苦折磨时，应该有权选择何时和何种方式结束属于自己的生命，早日脱离苦海。生命既不属于政府或教会，也不属于父母或妻儿。他们无权为自己作此重大决定。但是，为慎重计，政府应当立法，事先经过合格的心理谘询师(clinical psychologist) 的评估，肯定病人的确愿意早日结束生命。然后，要有两名合格的医生共同会诊，一致同意病人的要求，才能在技术上给予协助。这样做时所需用的花费，患者如果无法负担，应参照法庭的听证，像公辩律师一样，由政府出资补助。

至于本书作者在事过十年以后所坦承的悲剧，写成书本，其立意显然是促成协助自愿结束生命的合法化。但是，他的作法，如果没有超过追诉的期限，应该依法究责。患者的死亡已经不是「安乐死」，似有二级谋杀的罪嫌。何况，John可以选择把父母送到近在咫尺的奥列根或他所生活的西雅图合法协助其自杀。作者在书中所描绘的很多令人动容的感情和伦理问题，其情可悯，但不合法，在协助双亲自杀的手法也粗糙野蛮，因而不足为训。它不是鼓吹协助合乎情理的自杀者的好书。这也是网上多数主流读者所表达的见解。

IX 神猫对人的启发（痴呆症医师回忆录）

评介 David Dosa: Making Rounds with Oscar, Hyperion, 2010

（医生和猫一起巡视病房）

神猫预报死亡 震撼医坛

2006 年夏天，本书作者杜医生(David Dosa) 在罗得岛州一家老人终疗院工作了几个月后的一个早晨，来到三楼上班，巡视病人。那一层楼，有十来个病室。多数病室有两张床。也有一些只有一张。这里的病人多数是中、晚期老年性痴呆）。台湾已改称痴呆为失智或失智症，以减少对长者的不敬。我表示这一改动体现了人本主义的医疗思想，因此本文以下在情况合适时即以失智代替痴呆。他们生活不能自理。有些还加上其他已放弃治疗的躯体病，例如癌症晚期或中风失语之类。杜医生同时也是该地布郎大学老年医学的助理教授。

这时，病室显得很安静，护理办公室没有一个人。工作多年的护士长，正在替病人作晨间护理。杜医生在 322 室找到了她。她对他说，稍待一会儿，要带他去看一个病人。杜医生回到办公室，边写记录边等待。不久，护士长来到对他说，「我带你到 310 室去吧。」

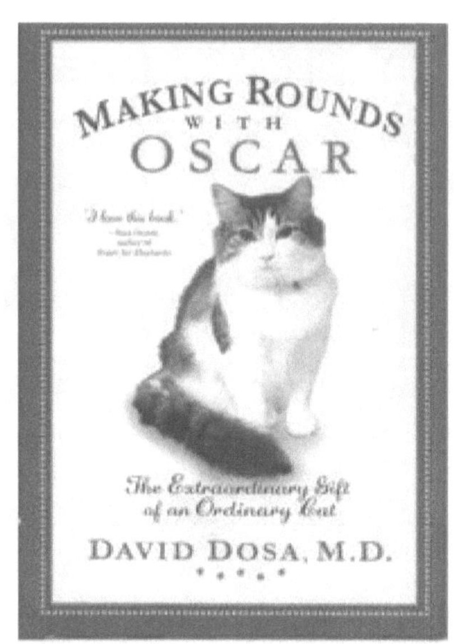

那个病人是一个年过八旬的老太婆。住院一年半。原先的诊断为 AD。三个月前，体重开始下降。一天，突然出现大量肠道便血。经诊断为直肠癌晚期，有全身转移。医生和家属决定，对这种情况放弃治疗。目前正在作吗啡静脉滴注，使病人保持宁静无痛。杜医生对病人端视了一眼，发现病人安详地睡著。他问道「你要我作甚么呢？」

护士长答道「我带你来，不是要你看病人，而是看⋯⋯那只猫。」说时指著安详地卧于病人身旁的猫。

杜医生大感意外，「看猫？」

「是的，它就是奥斯卡。」她好像是向杜医生介绍一位贵宾。杜医生心中甚为纳闷，为甚么给他介绍一只猫呢？

护士长慢慢说道：「奥斯卡与别的猫不一样。平常不大看到它。只在我们的病人快死的时候，它就来到病房中，陪著

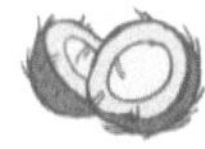

病人，直到病人呼出最后一口气。」

「你的意思是说，这个病人快死了。」杜医生说这话时，对病人望了一眼，看到她的呼吸的确短促费力。

护士长指出：「根据我在这里工作多年的经验，尤其近来对奥斯卡的观察，我相信，这个病人恐怕是不行了。」

杜医生半信半疑地走开了。病房的事做完后，在开车前往门诊部的路上，他听到护士长打来的电话说，他们刚才一起看的病人果真停止了呼吸。他看手表，时间相距约一个小时。

气味诱猫之说 似非无稽

从那以后，杜医生开始有意识地观察奥斯卡的行为，发现他的确总是在病人快要死亡的大约两个来小时前，来到病人的房间，跳到床上，陪著病人，直到呼吸停止。医院的工作人员看到奥斯卡这种神奇而可靠的预测，就据以通知家属，赶到医院来见最后一面，甚至请牧师，为患者作最后的祈福。有时，家属来不及亲自赶到，但是在得悉亲人在最后的时刻，有奥斯卡作伴，也感到极大的安慰，对它充满感激之心。杜医生在一年以后，把他所观察到的奥斯卡对终疗院三楼 25 个病人所作的准确死亡预测，写成一篇文章，投给美国历史最久，全世界也最负盛名之一的「新英格兰医学杂志」。他只是写出了简单的事实，并没有作冗长的学术讨论。他原先担心这个学术杂志不会刊登。不料，投去不久，在 2007

年七月 26 就用一页半的篇幅全文发表。文题是：名奥斯卡的猫生活中的一天(A Day in the Life of Oscar the Cat)。

第二天，美国各大通讯社和报纸，纷纷发出专电，对奥斯卡能预知终疗患者死亡的奇迹作了报导，立即在全国甚至全世界引来一阵强烈的回响。 仅杜医生本人就收到了数以拾计的电邮，对奥斯卡的神技表示各种各样的看法。华盛顿邮报除刊登杜医生的文章外，还发表了他即席回答各地读者电话提问的记录。CBS 在次日开辟了一个对全国有关猫和动物行为研究的专家，关于这个问题的访问专栏。

人们主要的兴趣是，奥斯卡何以能表现出这种神奇的能力。该院一共养了六只猫，只有奥斯卡有此能力。显然，只有它的嗅觉超高，能嗅到临终患者所呼出的特殊气味的解释最具说服力。这是个体之间的差异造成，并不奇怪。终疗院的医护职工都注意到，即令被拦在垂死患者的病室之外，它也会在门外徘徊，伺机进入，有时甚至以爪抓门，弄出响声，使室内工作的职工开门让它进去。进去以后，跳到病人的床上，耸动鼻翼，在病人四周加强嗅闻的动作。最后常集中地对病人的面部，尤其是口鼻和眼睛。如果它不是主动要求而只是随医护职工进到病室，而病人的大限未到，它在室内环顾嗅察一番，就低头离去。

西方的医学之祖希波克拉底氏(460-370 BC)早在 2500 年前就有明确的指示，医生应该用鼻子协助对病情的诊断。中医对疾病的诊断一直也有「望闻问切」的提法。 近代有人对

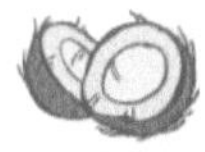

狗加以特殊的训练，让它嗅出肺癌，乳腺癌，黑色素瘤恶变，膀胱癌，甚至嗅出(或看出？)癫痫发患者发作前的徵兆，而提醒就近在安全的地方卧下以免突然跌倒受伤。有些有经验的医生，可以仅仅用嗅觉对患者作出相当准确的诊断。这都说明，用嗅觉来解释奥斯卡的奇异能力，是有旁证的。

有人提出，人在死亡来到时，从体内先行死亡的细胞中，收集到释出的微量酮体(Ketones)，从呼出的气体中排出。由于数量极微，人无法嗅到，嗅觉灵敏的猫却可以。这种气味很香，有如熟透的水果，医生从严重的糖尿病患者身上嗅到的那种特别的香气，正是体内因缺乏胰岛素使糖无法代谢到底而产生的酮体。杜医生本人即相信这个理论。我猜想，奥斯卡不仅能从即将死亡的病人呼出的气味中嗅到它，而且很可能醉心于那种特殊的香气。因此，喜欢守著患者嗅它，直到病人一旦吐出最后一口气，诱惑的因素不再存在而离去。

至于猫从医护人员对待死者的模式中认识了患者即将死亡，或发现病人临死前躯体毫无移动而看出死亡徵兆的解释，我认为说服力很弱。还有其他各种古怪的说法，例如猫企图盗取临死病人逸出的灵魂，或对临死的病人落井下石，以其过敏原让病人死得更快，都不值一驳。

为猫树碑立传　寓意深刻

杜医生在其文章发表后，在病室继续看到了更多的类似案例，多达 50，他决定把他的经验写成专书，于 2010 年二月出版问世。从书的题目来看，好像是给奥斯卡树碑立传。其实，他的用意并非如此。早在 2007 年七月 27 日应华盛顿邮报之请，回答读者的问题时，他就表达了写出这个故事的真意。他说：「我写此文的目的之一是，企图让人们了解奥斯卡所处的特殊环境。」(One of my goals with writing this piece was to try to let people know about this type of environment).

甚么环境呢？在这本长达 224 页的书中，绝大部份的笔墨是用于写与奥斯卡打交道的那个终疗院的四十来个病人的生活，治疗，死亡前后和及其家属的思想和情绪，包括杜医生本人和他们的交往和感受。大多数病人因失智而失去感受和表达的能力，因此，全书的重点是从家属的角度来叙述的。除高度的敬业精神外，也因为他本人的岳母患上了痴呆，在家接受照顾，再加自己的手指由于自我免疫功能的原因，面临老年来到时，可能失去其功能的顾虑，所以对病人家属的感受特别敏锐而同情。因此，这本书使读者对病人家属的感受觉得距离很近而感动。

几乎每个痴呆患者的房间，都挂著其本人从小长大，进入青春期后，求学，交友，成家立业的照片，后来由子女和孙辈庆祝六十，七十，银婚，金婚等等里程碑的照片。以这些相片所反映的美丽人生为背景，来看当前患者奄奄一息的垂死之态，不仅令人鼻酸，也像是在看一部倒转的人生录影带。家属常常在百忙中抽时间来探视患者，既充满眷顾亲情，又自责照顾不力，有时连续陪著患者夜以继日，而对方却常

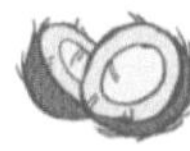

无动于衷，视若陌路，真让人无限伤感。这样的故事，天天上演。下面所引述的正是一个典型的案例。

失智误捆至爱 令人心碎

一对同甘共苦 63 年的恩爱夫妻，年过八旬，来自东欧。1943 年十月，男方被关在德国纳粹的一个集中营。一天，突然看到一队新来的囚犯中，有一个年青的女人，吃力地提著一个大旅行袋，显示出长途旅行所致的疲态。他忽然受到特别的感动，主动上前帮助她，接过旅行袋。两人从此相识而陷入热恋。几个月后，集中营当局对囚犯重新分配到不同的地方。两人被迫分手，在难舍难分之际，相互约定，如果他们有幸度过战争的折磨而大难不死，就都到男方家乡小镇的教堂，寻求团聚。

1945 年大战结束，两人果然如约如愿团聚而结婚。婚后辗转来到纽约。由于没有语言和一技之长，两人从低贱的体力劳动开始，边工作，边学习。后来太太在富人家中获任管家，带孩子，支持先生进英语夜校，最后进大学，获得博士学位，生活渐行改善。这个过程中，两人相濡以沫，极为恩爱，六十三年如一日。

不幸，进入八十后，太太患上了痴呆。先生全心全意在家中给予照顾。后来，由于病情加重，不得不雇请帮佣来家中分担工作，绝不接受送太太进入老人院的建议。两年后，在家中实在已无法照顾下去，才不得不进入杜医生的终疗院。他们没有子女，先生可以说是日夜陪伴病人，关怀备至，累了的时候，只在床旁的沙发上小睏片刻。

入院初期，全院的职工和其他病人，总是看到这一对白头鸳鸯在院内病人的活动场所，手牵手地形影不离。每当病人有最小的不适，先生就立即敦请医护前来处理。后来病情发展到病人已不能下床，难以说话，先生仍然不离不弃地陪伴著。有时，太太躯体不适的诉述甚多，医生发现失智已至晚期，只留在终疗院尽可能作一些保守治疗，甚至考虑放弃治疗。先生在听取医生所提各种治疗选项时，总是表示一定要千方百计抢救，那怕只能延长一小时的寿命，也要全力以赴。在先生的这种坚持下，每当病人略现好转时，他的那种由担忧而转为欢欣的心情，总是让医护职工深为感动。

最后，在他们相见 63 周年的纪念日，先生买了一大束鲜艳的玫瑰花和一盒太太最喜欢吃的点心，满脸喜气来到病室，打算好好庆贺一番。沿途受到偶然遇到的医护人员衷心的祝贺。

进入病室不久，值班护士们听到太太一声尖叫，满脸恐怖地从病室冲出，对走廊尽头狂奔。她们赶到病室，只见先生左脸一块被狠狠掌掴的印记，老泪纵横，对护士呜呜咽咽，泣不成声。最后断断续续说出：「我的太太今天死了。63 年来，今天是她第一次不认识我⋯⋯我⋯⋯最爱她的丈夫。⋯⋯我俯身正要亲吻她，她以为我是暴徒⋯⋯」

从此，他再也没有来过终疗院看望她，但是仍然每天打

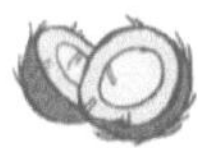

电话问情况。几个月后，电话不再来。据朋友转告，他因心脏病而瘁死。再过了两个月，太太由奥斯卡陪伴离开了人间。医护职工都祝祷她，和深爱她的丈夫在某一个地方永远团聚在一起。

人类大敌当前　积极迎战

据美国 2000 年的统计，年龄在 65 到 74 之间的人和 65 岁以下并无不同，痴呆患者数为每百人有 1.6 人，75 到 84 之间激增为 19 人，85 以上为 42 人。目前全世界有痴呆患者大约已达 2700 万。预计今后还会大为增加，因为人的寿命因医学的进步而快速延长。估计上了 90 岁的老人约有一半会成为失智症患者。这个庞大的数字会给社会和家人带来不堪负荷的压力。截致目前为止，对痴呆的治疗和预防一直没有实质性的成效。痴呆给家人的负荷，尤其精神上的伤痛，从杜医生的专著中，已经有十分感性的介绍。对这种前景，我们个人和社会或政府准备好了吗？多数专家说，没有。

死于痴呆的人数随著人的年龄增长，也愈来愈多。美国人的死亡原因中，在 2002 年，痴呆 占第八位，而 2006 年升为第六位。中国目前痴呆在死亡原因中占第四位，仅次于心脏病，癌症和中风。这和美国的前三名死因相同，而美的第四位为呼吸道阻塞性疾病，第五位为意外死亡，包括民间的枪伤。

现在我们能做的，仅止于对痴呆的宣传和教育。预防之道不外乎多作体力活动，对脑力活动提供新的刺激及平衡的饮食。治疗新药的开发，正在加紧，但是目前还没有看到实质性的改善前景。

为了帮助民众，各地设有网页和公共电话，提供谘询，使患者家属得到帮助。美国的公众只要在谷哥 (www.Google.com) 键入 Alzheimer's Disease 两个字，就能得到本地区有关部门的资讯，从中获得指导，如何行事。就我有限的接触，中文世界中，台湾在这方面有突出的表现。他们有一个网站，经常针对 AD 有十分实用的资讯发布，供公众参考。网页为 www.TADA2002.org.tw。名称来自 Taiwan Alzheimer's Disease Association。右图即为台湾失智症协会与华视联合监制的电影「倒带人生」的海报。值得一提的是，台湾失智症协会创会理事长陈荣基教授个人的部落格，历年以来发表了很多质量极高的资讯，而且更新快，几乎一两天就有新的内容。文图并茂，十分吸睛。网页名 http://profrcchenmd.blogspot.com。难得的是，陈教授同时是台大神经科教授和台湾安宁照顾协会理事长及推动临终关怀的佛教莲花基金会董事长。历来对老人往生前的福利和对家属的支持，发挥很大的作用。能上网的华文读者不妨多加利用。

面临空前挑战 专家建言

在本书的最后几页，杜医生对痴呆患者的家属提出了五条建议。正可以作为本文的总结，值得参考。

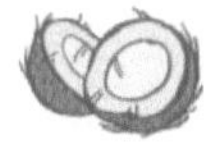

　　一，在照顾患者的同时，要注意保持自己的身心健康。做到劳逸结合，作好长期作战的准备。对患者的照顾，夜以继日，无休无止，是病人的客观需要，没有任何个人可以担当得起这种常常数以年计的繁重任务。　杜医生提出，照顾痴呆病患的老伴，比患者先行离世的情况，时有所闻。我作为医生，对此也见过不少。以上所提到的那一对「白头鸳鸯」就是一个生动的例证。因此，对病人的照顾要主动争取有关机构和人员的指导，支持和分担。这在各地都能在黄页和网页上找到。

　　二，在患者临终的时候，千方百计争取在场，尽管患者这时已不一定能够完整地认识亲人，但是，这时所显示的爱和关怀，对患者和自己的感情都是重要的。杜医生认为这是奥斯卡对他的启示。我愿意相信，他对奥斯卡这一难得的猫给予拟人化的崇高思想，是真诚而令人景仰的。

　　三，在照顾患者的过程中，一方面要记住患者总的前景难以改变，但对于走向日落时那怕是短暂的好转或某一并发症的治愈，也应当表示高兴，欣赏，和欢迎。

　　四，积极支持和鼓励对痴呆防治事业的开展和改进。我们目前在这方面的工作有很大的改进空间。这需要公众的支持和投入。目前美国的痴呆患者已约达 540 万。一个家庭中有了一个这样的病人，家中几乎每一个人都会受到影响。今后患者的数字会越来越大。对这些患者的照顾机构和专业人员，都远不敷需求，成为对整个社会的一个巨大的挑战。只有每个人都大力投入，才能战胜它。

　　五，对患者要「放得开，想得通」(Let Go)。当病情发展到应该进终疗院的时候，当病人的生命已经来到终点的时刻，就要让他/她走。它不表示失败和罪过，而是爱的表现，因为死是生的一部份。让亲人走得好和生得好，同样都是爱。

X 作者简介

刘 钟 毅 (Zhong-Yi Liu, M.D.)1930 生于武汉。1954 年毕业于湖南-湘雅医学院。工作两年后，在同一医学院攻读神经病学研究生 3 年。毕业后留该院参加神经精神病学教研组的教学，医疗，科研及编写工作，间以下放农村参加基层卫生工作。

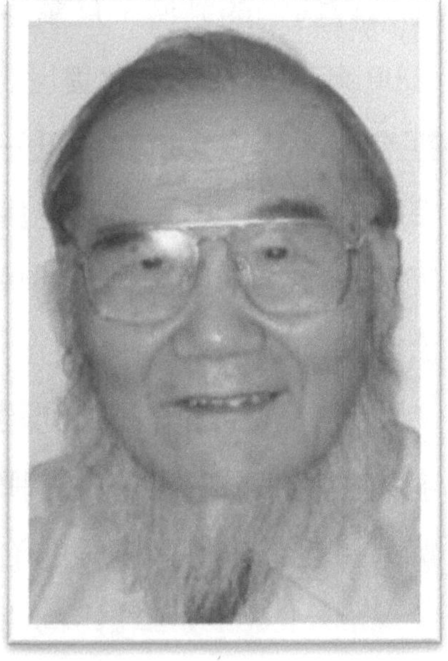

1980 年由美国精神病学者资助来美深造；当年考取美国医疗执照后在洛杉矶加大 (UCLA) 医学院接受完整的四年住院临床精神医学培训 。1993 年考取美国精神-神经科专家证书 (Board Certified)。此后一直从事临床精神医学工作。1990 年代曾担任美国 Psychiatric Times 月报特约新书评论员。进入花甲之年以后，开始在业余时间从事文学活动，以中、英文出版回忆录「从赤脚医生到美国大夫」（上海人民出版社，1994）；英文版题为 Thorny Road to Dignity（美国 iUniverse，2006）；以中、英文创作历史小说「首丘梦痕」（湖南人民出版社，2003；在台湾出版题为「藕丝越洋」(凯仑出版社，2003)，在美国出版题为「Unspoken Passions」（英文）（美国 iUniverse，2006)，在两岸和美国出版并获奖。

近十年来主要在神经-精神科和心理学的领域，特别是老年精神病学的领域，从事中、英文专业的和普及性的写作。2000 年代曾长期为北美世界周刊「十方沙龙」专栏撰写不定期专论。其它文章亦散见于中、美两国和两岸三地及星加坡多种报刊及杂志发表或汇集成册出版。长短文已达百篇以上而受到关注。目前由北美华文作家协会洛杉矶分会礼聘为该会顾问荣职。

作者现旅居美国加利福利亚州，从事中、英文写作。在老人中的痴呆患者中推广椰油试治，不遗余力，期盼为老人痴呆患者寻求价廉物美的治疗。为此在全球亚玛逊网络书店（Amazon.com），编纂「椰油可能使痴呆缓解」通俗小册发行。

作者声明

本人与椰油生产和销售的任何集团或个人，过去和现在都无任何瓜葛联系。本书的书写、印制和出售，纯粹是为了传播对人民健康有益的信息。本人所为是传播信息，无意行医。

84

椰油可能缓解痴呆

作　　者／刘钟毅（Zhong-Yi Liu）
出版者／美商 EHGBooks 微出版公司
发行者／汉世纪数位文化（股）公司
台湾学人出版网：http://www.TaiwanFellowship.org
地　　址／106 台北市大安区敦化南路 2 段 1 号 4 楼
电　　话／02-2707-9001 转 616-617
印　　刷／汉世纪古腾堡®数位出版 POD 云端科技
出版日期／2014 年 11 月（亚马逊 Kindle 电子书同步出版）
总经销／Amazon.com
台湾销售网／三民网络书店：http://www.sanmin.com.tw
　　　　　三民书局复北店
　　　　　地址/104 台北市复兴北路 386 号
　　　　　电话/02-2500-6600
　　　　　三民书局重南店
　　　　　地址/100 台北市重庆南路一段 61 号
　　　　　电话/02-2361-7511
全省金石网络书店：http://www.kingstone.com.tw
定　　价／新台币 240 元（美金 8 元／人民币 50 元）